机上
In-flight Medical Aid
医疗救助

著 │ 汪同欣
中国国际航空股份有限公司

审阅 │ 朱华栋
北京协和医院

陈 志
北京急救医疗培训中心

U0344911

人民卫生出版社
PEOPLE'S MEDICAL PUBLISHING HOUSE

图书在版编目（CIP）数据

机上医疗救助 / 汪同欣著 . —北京：人民卫生出版社，2016
ISBN 978-7-117-21875-7

Ⅰ. ①机⋯　Ⅱ. ①汪⋯　Ⅲ. ①急救 – 基本知识　Ⅳ. ①R459.7

中国版本图书馆 CIP 数据核字（2016）第 014796 号

人卫智网	**www.ipmph.com**	医学教育、学术、考试、健康，
		购书智慧智能综合服务平台
人卫官网	**www.pmph.com**	人卫官方资讯发布平台

机上医疗救助

著　　者：汪同欣
出版发行：人民卫生出版社（中继线 010-59780011）
地　　址：北京市朝阳区潘家园南里 19 号
邮　　编：100021
E - mail：pmph @ pmph.com
购书热线：010-59787592　010-59787584　010-65264830
印　　刷：三河市宏达印刷有限公司
经　　销：新华书店
开　　本：889 × 1194　1/32　**印张**：4.5
字　　数：86 千字
版　　次：2016 年 7 月第 1 版　2016 年 7 月第 1 版第 1 次印刷
标准书号：ISBN 978-7-117-21875-7/R · 21876
定　　价：42.00 元

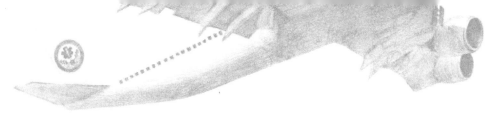

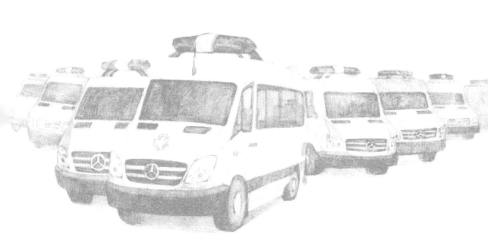

序 言

现在,每年约有数亿人乘坐地区和国际航班旅行,预计未来 20 年旅客的数量将增长一倍,随着全球旅游业的发展以及全世界老龄人口数量的显著增多,飞机上也将成为医疗事件的多发地带。而航空医疗救援因为成本高,局限性大,目前在我国尚处于起步阶段。因此,切实提高机组人员的医疗救助水平,正确指导机组人员第一时间对患者进行科学有效地救助才是目前最切实有效的方法。在这样的背景下,编写一本指导机组人员如何在紧急情况下对飞机上发生疾病进行救助的书籍迫在眉睫。

就目前情况看,我国机组人员在机上急救工作中存在各种问题,主要体现在缺乏专业培训教材、医疗培训项目不明确、医疗设备水平不齐三方面。

本书针对以上问题,从急救员必读内容、飞机上常见病处理、经典急救案例分析以及机上医疗器材使用说明四个方面对机组人员进行急救工作指导,既可以作为机组人员急救的

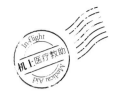

参考资料,方便携带,又可以作为医疗培训的相关教材,同时不失为一种通俗易懂的科普读物,适于居家旅行之参考。

作为一名急诊工作者,我欣喜地发现,虽然本书的编者不是临床从业人员,但是他参考、引用了专业的医疗书籍,使得本书的内容科学,数据真实可靠。而且由于编者具有丰富的实际航空医疗经验,所选常见病和急救案例多是空中医疗急救之必需,避免了不切实际的纸上谈兵。当然由于人体疾病千差万别,本书不可能面面俱到,不尽之处以后逐一完善。

总之,我衷心地希望我国的机上医疗急救事业大发展、快发展、健康持续发展,衷心地希望我国的机上灾难事故、人民的生命损失日渐减少,衷心地希望全社会都能积极地关注、支持、参与到这一惠及全民的伟大事业中来。

北京协和医院急诊科

前 言

按照《中国民用航空规章第121部》规定,每架需执行本规定的飞机在载客飞行时需按照载客人数配备相应的医疗设备。

当旅客购买机票时,应对自身的健康状况有所了解,对于患有疾病、身体状况不佳等不适宜飞行的旅客,应当向航空承运人申报,且航空承运人及机组人员有权拒绝其乘机。因特殊原因必须乘坐飞机者,需向航空承运人提供有效的医生证明,以证明其身体状况相对稳定、疾病无传染性,并同意在发生意外时自行承担后果。

机上医疗救助是指健康或持有医生有效证明的旅客乘机时,意外患病、隐性疾病意外发作或因严重颠簸等其他原因造成乘客意外伤害,机组人员广播找医生无果的情况下,使用必要的急救设备及平时积累的医学知识、生活经验,出于人道主义精神对旅客进行紧急救助为目的的行为。此类行为受到民航法保护。

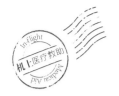

本书充分结合诊断学、急诊医学临床教材及国际创伤生命支持教程，列举了机上常见的医疗事件及应对处置措施，其中使用的材料大部分来源于机上，使急救员可就地取材，尽可能专业的处理。

本书分为四个部分。第一部分为急救员必读内容，包括人体体温、心率、呼吸、血量、血压及各骨骼、内脏分布图等必要数据，以及急救员在无法判断疾病名称时通过症状检索疾病的专用表格，方便急救员在第一时间对患者进行快速、准确地处理。第二部分为机上快速处置，包括机上常见的 20 多种疾病及处置所需物品、正确处置流程、注意事项等。且所有急救物品基本来源于机上供应品或设备，尽可能使急救员在飞机上就地取材完成救助或初步处理。第三部分为机上经典案例，其中收集了近年来发生在飞机上的经典案例，在讲述案例的同时，对疾病发病原理、当时的处理方法进行分析，讲解正确处置流程。第四部分为机上医疗用品使用说明，包括机上所有医疗用品的详细使用说明、注意事项等。

由于在临床诊断中存在个体差异等诸多因素可能对患者诊断结果造成影响，临床医生尚不能对患者病情做到 100% 正确诊断，因此，在航班中如遇患者突发疾病，还需依靠广播找医生或凭借急救员经验进行判断。本书以急救员在飞机上遇到急诊患者并广播找医生无果情况下参考使用，主要以观察患者情况，测量记录关键数据以便急诊医生在第一时间作出诊断提供帮助为目的，不能作为临床诊断和用药指导。

本人才疏学浅，飞行及医学临床经验十分有限，在本书撰写的 2 年中，得到了各位前辈的支持与帮助，特别是于铮、刘锐、赵颖、杨星华、梁佳、杨鸥、郑雯、王小梨、罗波涛提供的案例，李梅拍摄的精美照片，以及各位同事的大力协助，这些对本书来说意义非凡！在此一并表示感谢！

祝各位身体健康，飞行顺利！

汪同欣

使用说明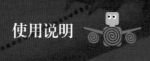

一、符号说明

符号	说明
★	有多次发生的记录,曾导致备降、错误备降或对乘务员造成不良影响
☆	较常用
～～～	重点或建议优先阅读
*	较难掌握,建议医务人员使用

二、检索方式

1. 急救员可从目录的疾病名称中进行检索。

2. 如果从旅客症状上无法分辨疾病名称,可使用 P13 中的"症状及考虑疾病对照表"进行检索。

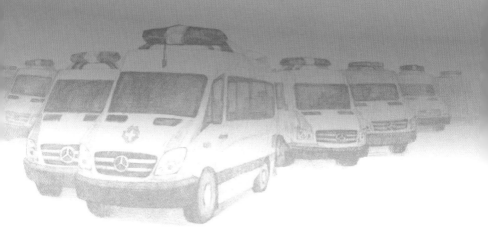

目 录

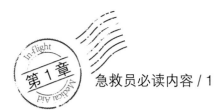

第1章 急救员必读内容 / 1

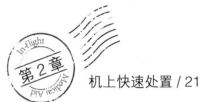

第2章 机上快速处置 / 21

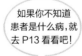

如果你不知道患者是什么病,就去 P13 看看吧!

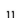

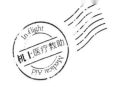

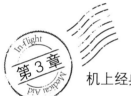

机上经典案例 / 85

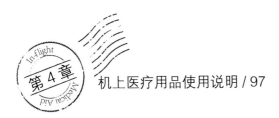

第4章　机上医疗用品使用说明 / 97

目录

第 1 章　急救员必读内容

You start with a bag full of luck and
an empty bag of experience.
The trick is to fill the bag of experience
before you empty the bag of luck.

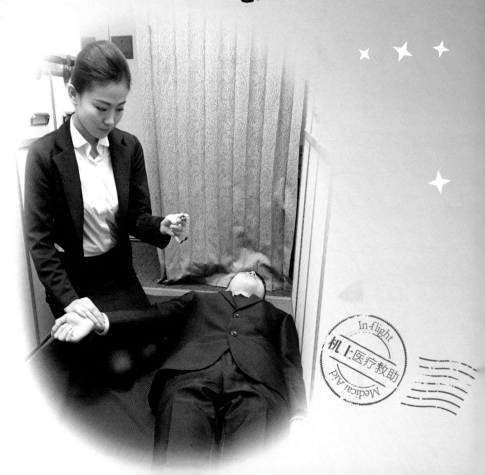

人体基本构成图

人体定位图

硬 软

点1

点2

点3　　　点4

通过定位这4个点，可以对人体进行简单的解剖学定位

人体器官模拟图

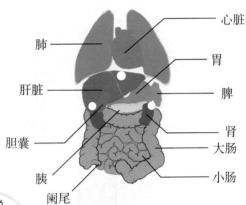

肺

心脏

胃

肝脏

脾

胆囊

肾

大肠

胰

小肠

阑尾

当乘客说自己某个位置疼痛时,可以通过这4个点大致判断可能是哪个器官"不开心"

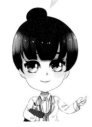

4

人
体
骨
骼
图

出血量：
100~800ml

出血量：
50~400ml

危险
出血量：
2000ml~ 全部
考虑备降

危险
出血量：
2000ml
考虑备降

各部位
骨折出血量
不同，红色代表
危险，可能
危及生命

出血量：
100~1000ml

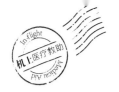

通用处理流程

总体印象

（患者整体情况、是否好转、恶化、无变化）

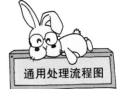

通用处理流程图

检查患者

（警觉、对声音刺激反应、只对疼痛的反应、无反应）

检查气道

（有无梗阻、鼾声、痰鸣音、哮鸣音、无声）

检查呼吸

（有无、频率、深度、效率）

检查颈动脉、桡动脉

（有无、频率、节律、特点）

检查皮肤

（颜色、温度、湿度、循环）

有无出血，是否被控制

患者有意识转 1
患者无意识转 2

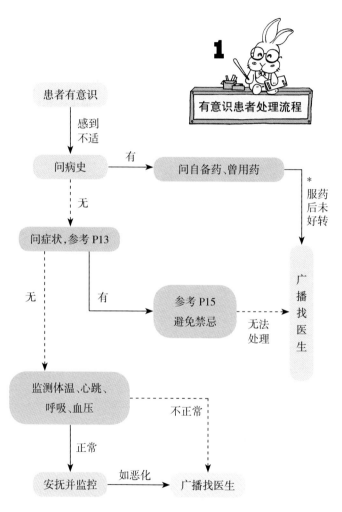

患者有意识
　感到
　不适

问病史 ──有──→ 问自备药、曾用药

问病史 ┄无┄→ 问症状,参考 P13

问症状,参考 P13 ┄无┄

问症状,参考 P13 ──有──→ 参考 P15 避免禁忌

参考 P15 避免禁忌 ┄无法处理┄→ 广播找医生

* 服药后未好转 → 广播找医生

监测体温、心跳、呼吸、血压

监测体温、心跳、呼吸、血压 ┄不正常┄→ 广播找医生

监测体温、心跳、呼吸、血压 ┄正常┄→ 安抚并监控

安抚并监控 ──如恶化──→ 广播找医生

* 须询问患者末次用药时间、剂量,严格按照药品说明书用药

第 1 章　急救员必读内容

7

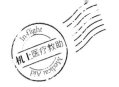

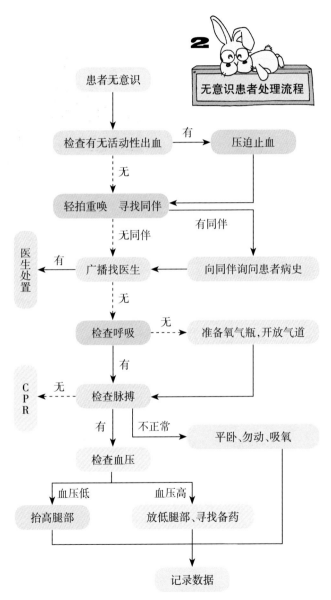

2 无意识患者处理流程

患者无意识

↓

检查有无活动性出血 —— 有 —→ 压迫止血

↓ 无

轻拍重唤　寻找同伴 ←——

↓ 无同伴　　有同伴

广播找医生 ←—— 向同伴询问患者病史

医生处置 ←— 有

↓ 无

检查呼吸 --- 无 --→ 准备氧气瓶, 开放气道

↓ 有

CPR ←-- 无 -- 检查脉搏

↓ 有　　不正常

检查血压　　平卧、勿动、吸氧

↓ 血压低　　血压高

抬高腿部　　放低腿部、寻找备药

↓

记录数据

8

人体参考数据

一、体温

正常	腋下温度：36~37℃
发热	低热：37.3~38℃　中等热度：38.1~39℃ 高热：39.1~41℃　超高热：41℃以上

二、血量

正常	正常成年人的血量为其体重的 7%~8% 例如，一个体重 60kg 的人，其血量约为 4200~ 4800ml
失血	一般来说，失血量少于总量的 10% 时，对人 体健康没有明显影响
失血量计算法	血液浸湿面积按 10cm×10cm，为 10ml

三、心跳（即心率）

心率可因年龄、性别及其他生理情况而不同。在成年人中，女性的心率一般比男性稍快。心率超过 150 次 / 分或低于 40 次 / 分大多见于心脏病患者，患者常有心悸、胸闷、心前区不适。

正常	正常人（安静时）	平均：75 次 / 分(60~100 次 / 分)
	3 岁以下的小儿	常在 100 次 / 分以上
	初生儿	可达 130 次 / 分以上

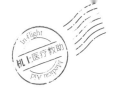

心动过速	窦性心动过速	成人 >100 次 (一般不超过 150 次 / 分)
		婴幼儿 >150 次 / 分
	阵发性心动过速	160~220 次 / 分
心动过缓	窦性心动过缓	<60 次 / 分 (一般在 40 次 / 分以上)

四、呼吸

胸部的一次起伏就是一次呼吸,即一次吸气加一次呼气。

成人	平静时,约为 12~20 次 / 分
儿童	约为 20 次 / 分
新生儿	可达 44 次 / 分

五、瞳孔

正常	成人瞳孔直径一般为 2~4mm,呈正圆形,两侧等大。一般来说,老年人瞳孔较小,而幼儿至成年人的瞳孔较大,尤其在青春期时瞳孔最大。近视眼患者的瞳孔大于远视眼患者瞳孔
瞳孔增大	环境光线减弱、情绪紧张、激动、颅内血肿、颅脑外伤、脑炎、煤气中毒、青光眼等,或使用了阿托品、新福林、肾上腺素等药物时,都可使瞳孔增大
瞳孔缩小	环境光线增强、深呼吸、脑力劳动、睡眠时、脑桥出血、肿瘤、有机磷中毒、虹膜睫状体炎等,或使用了匹罗卡品、吗啡等药物时,都可使瞳孔缩小

六、血糖标准值（必要时广播寻找血糖仪）

空腹	正常人血糖	3.9~6.0mmol/L
	高血糖	血糖浓度超过 6.0mmol/L
	低血糖	血糖浓度 <3.9mmol/L
餐后正常值	餐后 1 小时	血糖 6.7~9.4mmol/L，不应超过 11.1mmol/L
	餐后 2 小时	血糖≤7.8mmol/L
	餐后 3 小时	第 3 小时后恢复正常
孕妇的正常值	空腹	血糖≤5.1mmol/L
	餐后 1 小时	≤10.0mmol/L
	餐后 2 小时	≤8.5mmol/L

七、血压值

正常血压：高压应 <130mmHg，低压应 <85mmHg。

高血压：高压≥140mmHg 和（或）低压≥90mmHg。

低血压：高压≤90mmHg 和（或）低压≤60mmHg。

各年龄段对应的正常血压值				
年龄（岁）	收缩压（mmHg）（男）	舒张压（mmHg）（男）	收缩压（mmHg）（女）	舒张压（mmHg）（女）
16~20	115	73	110	70
21~25	115	73	110	71
26~30	115	75	112	73
31~35	117	76	114	74

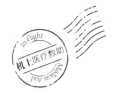

续表

各年龄段对应的正常血压值				
年龄 （岁）	收缩压 （mmHg）（男）	舒张压 （mmHg）（男）	收缩压 （mmHg）（女）	舒张压 （mmHg）（女）
36~40	120	80	116	77
41~45	124	81	122	78
46~50	128	82	128	79
51~55	134	84	134	80
56~60	137	84	139	82
60~65	148	86	145	83

机上由于气压较低，血压、心跳、呼吸数值均可能稍有浮动。随着年龄的增长，血压也会随之升高，如果老年人出现面色苍白，四肢湿冷，血压与年轻人相同时，应考虑内出血的可能。

八、宝宝基本参考值（男）

年龄	身长 （cm）	体重 （kg）	年龄	身长 （cm）	体重 （kg）
初生	50.6	3.27	6 个月	68.1	8.22
1 个月	56.5	4.97	8 个月	70.6	8.71
2 个月	59.6	5.95	10 个月	72.9	9.14
3 个月	62.3	6.73	12 个月	75.6	9.66
4 个月	64.6	7.32	18 个月	80.7	10.67
5 个月	65.9	7.70	25 个月	90.4	12.84

注：可在使用婴儿摇篮、婴儿安全带时参考

症状及考虑疾病对照表

表面症状	不能排除的疾病	可能出现的特征	所在页数
胃疼	冠心病	硝酸甘油无效	P28
牙疼（尤其是活动后）	冠心病	向左肩胛放射性疼痛	P28
向左肩胛放射性疼痛	冠心病	心前区压榨性疼痛	P28
水肿	心脏病	从脚到头	P84
	肾脏病	从头到脚	P84
头晕	晕机	有呕吐感	P84
	低血压	多无呕吐感	P84
倒地	心脏骤停	无脉搏、呼吸、意识	P44、P48
	低血压	测量血压	P84
	高血压危象	测量血压	P72
	低血糖	面色苍白、出虚汗	P39
	癫痫	抽搐或失神	P68
	脑卒中	言语不利、偏瘫	P84
	排尿性晕厥	发生于排尿后，所以多在洗手间门口	P41
	过度换气综合征	面部、肢体麻木甚至僵直	P26
	闷热环境导致迷走神经失衡		P84

第1章 急救员必读内容

13

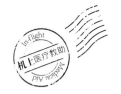

表面症状	不能排除的疾病	可能出现的特征	所在页数
呼吸困难	急性左心衰	端坐呼吸、粉红色泡沫痰	P33
	支气管哮喘急性发作	大多有哮喘史	P30
	张力性气胸	胸部刀割样疼痛，呼吸时加重	P84
	过度换气综合征	肢体麻木甚至僵直	P26
视力突然下降	高血压危象	测量血压	P72
手足抽搐	癫痫	抽搐或者失神	P68
	高血压危象	测量血压	P72
	过度换气综合征	肢体麻木甚至僵直	P26
突然呕吐、头痛、意识障碍（尤其是老人）	脑卒中（也称脑中风，即脑出血）		P84
吐血	癫痫（可能在不自主抽搐中咬破舌头）	抽搐	P68

注：表中所举例的疾病皆为可能的隐藏疾病，并不是本症状全部的疾病，急救员应按照自己的经验，全面考虑

常见误区 ★

情景	常见的错误处理	注意事项
乘客说自己不舒服☆	喝水	乘客有可能心脏病发作,此类患者绝不能随意饮水,否则可能会造成严重后果
昏迷	喂食、喂水	可能造成气道梗阻,导致窒息
心脏病发作	进行胸外按压 (CPR)	CPR 仅在患者心脏骤停(无意识、呼吸、脉搏)情况下使用
呼吸困难★	活动	可能造成猝死
胃疼★	不予重视、喝热水	胃疼也可能为心脏病发作前兆,应询问是否有心脏病史
头部外伤后,耳部流血	堵住耳道	应让体液或血液流出,防止脑部感染

注:以上行为均可能或曾经因为急救员处置不当导致航班备降,应格外注意

"您喝杯水"是机上常用的安抚旅客的技巧,但往往这一杯水可能造成严重后果,应慎重。

第1章 急救员必读内容

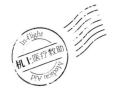

格拉斯哥昏迷量表 *

项目	状态	评分	实际得分
睁眼反射	自发性的睁眼反射	4	
	声音刺激有睁眼反应	3	
	疼痛刺激有睁眼反应	2	
	任何刺激无睁眼反应	1	
运动反射	可按指令做动作	6	
	对疼痛刺激有定位反应	5	
	对疼痛刺激有退缩反应	4	
	疼痛刺激时肢体过屈	3	
	疼痛刺激时肢体过伸	2	
	对疼痛无反应	1	
言语反射	正常交谈	5	
	胡言乱语	4	
	只能说单词(不恰当的)	3	
	只能发音	2	
	不能发音	1	
总分			

注:正常人:15 分;轻度昏迷:12~14 分;中度昏迷:9~11 分;重度昏迷 8 分以下。其中 4~7 分者预后极差,3 分以下者多不能生存

食物中毒判断

一旦有人出现呕吐、腹泻、腹痛等食物中毒症状,首先应立即停止食用可疑食物,并收回妥善保管。

发病时间	食物中毒一般在**用餐后 2~5 小时**发病,高峰期出现在**用餐后 3 小时**左右
中毒反应	食物中毒后的第一反应往往是腹部不适,中毒者首先会感觉到腹胀,一些患者会腹痛,个别患者还会发生急性腹泻。与腹部不适伴发的还有恶心,随后会发生呕吐的情况
分类	食物中毒一般可分为细菌性(如大肠杆菌)、化学性(如农药)、动植物性(如河豚、扁豆、豆角)和真菌性(如毒蘑菇)食物中毒。食物中毒既有个人中毒,也有群体中毒
症状	以恶心、呕吐、腹痛、腹泻为主,往往伴有发热。呕吐腹泻严重者还会发生脱水、酸中毒,甚至休克、昏迷等
判定标准	1. 短时间内大量出现相同症状的人 2. 有共同的进食史
机上处理	1. 用筷子、手指刺激咽部催吐,也可在 200ml 水中加入 20g 盐服用,帮助催吐 2. 饮水稀释胃内容物,并饮用牛奶保护胃部

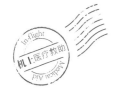

常用止血法

出血部位	止血方法
头顶	压迫止血,使用干净的无菌纱布、小毛巾压住伤口,并可同时在无菌纱布上方冰敷
手指	用手捏住出血手指的两侧
鼻	头前倾,不要后仰,并用示指和拇指按压鼻翼两侧止血、冰敷额头,嘱其张口呼吸
耳	不要用棉签堵住耳孔,要让血水流出,以防感染。患者半卧位,头倾向一侧,注意观察患者清醒程度,必要时备降

一般情况下,应尽量使用干净的毛巾或无菌纱布压住伤口进行止血,只在大量出血无法控制或发生离断伤的时候才可使用止血带。铅封、铁丝等无弹性的物体严禁当作止血带使用!

现场记录用表格

在处置过程中即便有医务人员在场,机组人员也应对当时情况进行记录,在没有医务人员的情况下,更应对患者病情发展情况尤其是生命体征进行记录,以便医务人员能够用最短时间了解情况、判断并进行处置。

生命体征						
意识	脉搏	呼吸	瞳孔		皮温	血压
清楚	次／分	次／分	直径	mm	正常	高压
不清	无	无	光反射	正常	湿冷	低压
				无		

查体						
体温	气管偏移	四肢	腹部		活动出血	其他
℃	有	肿胀	硬石感		有	
			肿胀感			
	无	畸形	压痛		无	
			反跳痛			

处置					
心肺复苏	除颤	止血	包扎	用药	其他
是	是	是	是	药名	
否	否	否	否	时间	
时间	时间	时间	时间	未用	

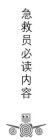

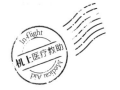

询问							
病史	既往史	用药史	饮酒史	个人史	末次用餐时间	体重	无法询问

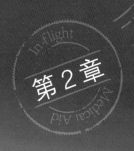

第 2 章

机上快速处置

开始的时候你有两个袋子，
运气袋装得满满的，
经验袋空空的。
关键在于，
在运气袋变空之前，
请把经验袋装满。

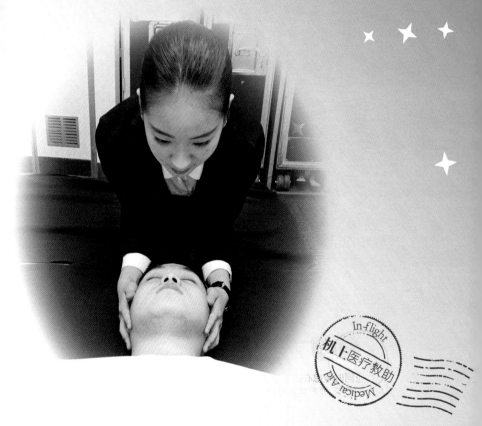

In-flight
机上医疗救助
Medical Aid

第 ①节　与呼吸困难有关的疾病及处理

机上呼吸困难处置图

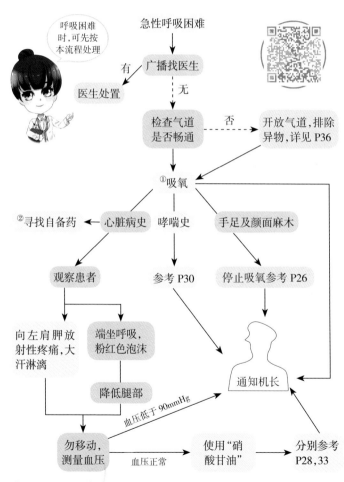

① 吸氧后应同时考虑心脏病史、哮喘史以及是否有手足及颜面麻木的症状
② 寻找自备药后，要严格按照说明用药

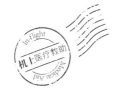

高空缺氧

概念：

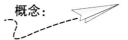

缺氧是指因组织的氧气供应不足或用氧障碍，而导致组织的代谢、功能和形态结构发生异常变化的病理过程。缺氧是临床各种疾病中极常见的一类病理过程，脑、心脏等生命重要器官缺氧也是导致死亡的重要原因。

心脏、肺、血液是为全身供氧的重要组成部分，一旦患者出现缺氧症状，应首先考虑有这三个部位疾病的可能。

判断：

一般表现为：头晕、头痛、耳鸣、眼花、四肢软弱无力，或者产生恶心、呕吐、心慌、气短、呼吸急促、心跳快速无力。

产生后果：

高空缺氧可诱发严重疾病，如急性心梗、脑卒中等。患者容易产生意识模糊，全身皮肤、嘴唇、指甲青紫，血压下降、瞳孔散大，昏迷，严重的甚至导致呼吸困难、心跳停止、缺氧窒息而死亡。

空地区别：

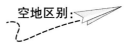

以空客330飞机为例，飞机平飞后，座舱内气压可降至相当于海拔2000m，比泰山山顶的高度还要高出近700m，所以机舱内空气相对于地面较为稀薄，对于心肺功能较差、初次乘机的旅客可能会出现缺氧的情况。

一、机上处置所需物品

1. 纸巾　2. 温水

3. 杯子　4. 氧气瓶

5. 清洁袋

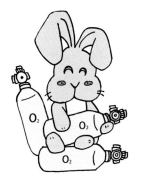

氧气瓶

二、机上正确处置

1. 广播找医生。

2. 去除颈部所有覆盖物,解开领扣。

3. 用纸巾将患者口唇部擦净,如患者意识清醒、可以配合,可用温水给患者漱口(漱口水吐掉)。

4. 按照氧气瓶正确使用方法给患者吸氧。

5. 前 10 分钟请安全员全程关注患者,嘱其缓慢深呼吸,之后可每 10 分钟观察一次。

三、注意事项

1. 不可随意移动患者。

2. 可适当与患者聊天,以此判断其意识状态,问题应尽量简明,使患者可通过点头或摇头回答。

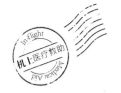
过度换气综合征★

概念：

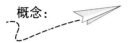

由于精神过度紧张，刺激自主神经兴奋，引起心跳、呼吸加快，体内二氧化碳呼出过多，使血液呈碱性。医学上将这种因换气过度，出现呼吸性碱中毒所致的症状称为"过度换气综合征"。本病常见于女性，没有器质性病变，发作时有呼吸运动加快，动脉血二氧化碳分压降低，并有交感神经系统兴奋，临床上可表现为各种各样症状。处理方法以心理疏导为主（本病案例见第3章）。

判断：

1. 过度换气发病时呼吸加深加快，患者诉有呼吸费力、胸闷、焦虑、压迫感或窒息感。
2. 可有胸痛、心悸、心动过速等。
3. 四肢末端及颜面麻木、手足抽搐、肌肉痉挛，甚至强直。
4. 头痛、头晕、意识障碍。

救治目的：

安抚其冷静下来，恢复正常呼吸。

空地区别：

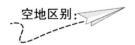

飞机起飞进入巡航高度后，客舱内气压可降至海拔2000m左右，空气比较稀薄，部分旅客会感觉呼吸费力，于是过度加快呼吸频率，导致本症状的发生。当然，在飞机起飞、下降、飞行姿态变化、遇到较强颠簸时，旅客较为紧张，或长时

间说话、哭,这些情况都可能造成呼吸频率过快,呼出过多二氧化碳,导致本症状的发生。

一、机上处置所需物品

1. 不透气的袋子(容量 >1000ml)。

2. 可使用新的毛毯袋。

二、机上正确处置

1. 广播找医生。

2. 安慰患者冷静,使其静坐或静卧。

3. 将不透气的塑料袋套于患者口部,使其正常呼吸。

4. 对患者进行心理疏导。

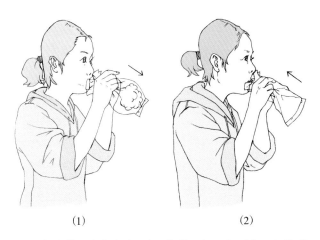

(1)　　　　　　　　(2)

将不透气的袋子套在患者口部,使其反复吸入呼出二氧化碳,可迅速缓解症状

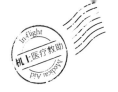

三、注意事项

1. 患者虽然呼吸困难,但是不可吸氧。

2. 如果使用毛毯袋,应用橙汁封口贴将毛毯袋上的气孔封住。

3. 患者可能出现躁动反应,请安全员注意关注。

冠心病★

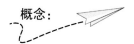
概念:

冠心病的主要临床表现是心肌缺血、缺氧而导致的心绞痛、心律失常,严重者可发生心肌梗死,使心肌大面积坏死,危及生命。

判断:

心绞痛:

心前区胸骨后压榨性疼痛或窒息感,有时出冷汗,喉咙发紧,呈向左肩胛放射性疼痛。时间一般不超过15分钟。活动后发作称为"劳累性心绞痛",静息时发作称为"自发性心绞痛"。

心肌梗死:

疼痛时间超过15分钟,硝酸甘油无效,患者全身大汗淋漓、焦虑、有濒死感,可能伴有心律不齐,血压下降。

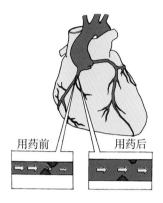

心脏为全身各组织供血,而冠状动脉为心脏供血。一旦冠状动脉狭窄或阻塞,就会导致心肌缺血,出现心绞痛。硝酸甘油可以扩张血管,使供血恢复

用药前　　用药后

一、机上处置所需物品

1. 硝酸甘油(在医生指导下使用)。

2. 氧气瓶。

3. 纸巾。

4. AED(如果有)。

二、机上正确处置

1. 广播找医生。

2. 立即解开患者衣领、腰带、领带以及松开其紧身衣物。

3. 卧位休息,尽快吸氧,请注意氧气瓶正确使用方法。

4. 在患者无自备药的情况下,使用硝酸甘油舌下含服,若无效,则 5 分钟后可再服 1 片。若含服 3 次无效,且症状不断加重,应停止服用,并怀疑有心肌梗死的可能。

5. 密切关注患者生命体征并记录。

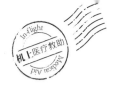

6. 将 AED 放在患者旁边备用。

三、注意事项

1. 急救员应首先询问患者是否有自备药品。

2. 急救员认真阅读药品说明书,严格按说明用药。

3. 提示旅客硝酸甘油正确服用方法为舌下含服。

4. 服用硝酸甘油前,请确认患者没有青光眼、低血压和脑卒中(详见"第 4 章第 1 节 平安药盒用药指导")。

5. 勿站立服用,以防药物导致血压降低、患者摔倒。

支气管哮喘急性发作

概念: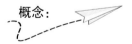

支气管哮喘简称哮喘,发作时,由于支气管的肌肉收缩,加上气管内壁发炎及肿胀,气管变窄导致呼吸困难。在我国,哮喘的患病率约为 1%,其中,约 30% 儿童期哮喘患者将持续到成年;女性哮喘急诊就诊人数占多数,且因急性哮喘住院

判断:

1. 有哮喘病史,既往曾诊断或有类似症状反复发作,自行缓解或治疗后缓解病史。

2. 突然发作喘息、咳嗽、胸闷、呼吸困难。

3. 重度或危重哮喘发作是指患者经吸氧和药物治疗病情继续恶化,出现呼吸困难加重,心率 >120 次 / 分;说话只言片语或不能说话;精神焦虑不安或出现嗜睡等意识障碍。

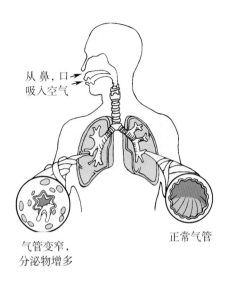

从鼻,口
吸入空气

气管变窄,
分泌物增多

正常气管

者,女性比男性高 2 倍,约 49% 的女性哮喘住院患者病发于围月经期。夜间哮喘死亡率高。

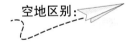

空地区别:

　　机舱内空气较为干燥,而干燥空气是本病的诱因之一,且飞机平飞后座舱高度最高可达 7450 英尺,相当于 2000m 左右海拔高度,高于泰山海拔高度 700m 以上,空气较为稀薄,机上对于本病更应注意及时面罩给氧。

一、机上处置所需物品

　　1. 氧气瓶。

　　2. 应急医疗药箱内的酒精棉球。

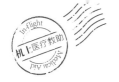

3. 寻找自备药(此类药品大多是喷雾)。

二、机上正确处置

1. 广播找医生。

2. 询问患者病史及有无自备药。

3. 参考"**常见诱因及过敏原**",如果是过敏引起,应立即寻找过敏原并隔离。

常见诱因及过敏原	
① 呼吸道感染	⑥ 围月经期妇女
② 服用阿司匹林	⑦ 气候寒冷和干燥、天气变化、空气污染
③ 过敏原,特别是接触猫毛、狗毛、花粉	⑧ 接触有机颗粒:棉花、去污剂、化学刺激物
④ 某些黄色染料	⑨ 干燥的气候
⑤ 运动	⑩ 吸烟

4. 参考"**体征**",判断患者严重程度。

体征	
轻度	患者可平躺,可伴有大汗淋漓
稍重	喜取坐位,可伴有大汗淋漓
严重	常采用前倾位,可伴有大汗淋漓,患者可能反而取卧位

5. 迅速控制哮喘,缺氧严重时应用面罩给氧。

6. 寻找患者自备药,药物治疗目的是让氧饱和度 >94%。

7. 了解哮喘急性发作患者的既往史很关键,包括发作时间、诱因(如季节、动物接触史)药物使用及依赖史、最后一次发作时的用药,每次发作时此症状持续时间长短。

三、注意事项

1. 急性左心衰与本病都可能造成呼吸困难,应注意鉴别(急性左心衰特征主要为端坐呼吸、粉红色泡沫痰等)。

2. 本病通常有病史,寻找患者自备药是解决问题的关键。

3. 哮鸣音的响亮程度常提示哮喘的严重程度,但哮喘最危重阶段哮鸣音、双侧呼吸却消失。可出现中心性发绀,说话断续状或不成句甚至不能讲话,下肢水肿、皮下气肿及吸／呼比改变(轻度1：1,重度1：3)等。儿童可出现锁骨上窝、肋间隙凹陷,辅助呼吸肌活动及鼻翼煽动等体征。

急性左心衰

概念：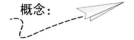

急性左心衰是指由于病变引起的心排出量急剧降低,导致组织器官灌注不足和急性肺淤血综合征。本病常危及生命,

判断：

详见"急性左心衰症状表"。

救治目的：

减轻症状,给神经组织供氧,减少静脉回流,缓解焦虑。

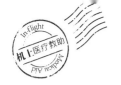

需要紧急救治,机组人员应尽可能积极、迅速地抢救。

空地区别: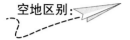

急性左心衰多发于夜间,不易被发现,而患者本身有濒死感,常想尝试开窗呼吸,可能会做出危险举动。

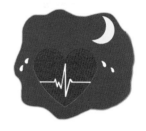

一、机上处置所需物品

1. 氧气瓶。

2. 硝酸甘油。

3. 应急医疗药箱(蓝)中的酒精棉片。

二、机上正确处置

1. 广播找医生。

2. 出现呼吸困难的患者,根据"急性左心衰症状表"判断是否为急性左心衰。

3. 吸氧并进行救治,操作方法详见 P36。

4. 辅助旅客服用自备药或硝酸甘油。

三、注意事项

1. 急性左心衰危及生命,勿移动旅客,第一时间广播找医生。

2. 请安全员时刻关注患者,包括患者生命体征及缺氧产生极度烦躁而可能引发的不安全事件。

3. 注意帮助旅客确认用药说明及注意事项。

急性左心衰症状表

本病特点		表现
呼吸困难	端坐呼吸	平卧时出现气促(坐起后即好转),呈端坐呼吸。呼吸困难迫使患者端坐,减轻肺淤血。患者常双腿下垂,两手抓床沿以助呼吸。端坐呼吸是左心衰竭典型表现,端坐咳嗽与端坐呼吸的意义相同
	夜间阵发性呼吸困难	患者常于夜间睡眠1~2小时后突然惊醒,感胸闷气急,急于坐起,并企图开窗呼吸。严重者可出现哮鸣音,坐起后不缓解,所伴有的哮鸣音是支气管黏膜水肿与支气管痉挛所致
	急性肺水肿	急性左心衰最严重的表现,患者端坐呼吸,极度烦躁不安,口唇发绀,大汗淋漓,有濒死感。咳嗽出大量泡沫样稀薄痰,甚至有血痰从鼻孔中涌出
交感神经兴奋		伴有周围血管收缩,动脉压升高,心率增快,面色苍白、四肢厥冷、出冷汗

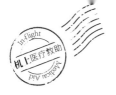
急性左心衰急救的操作方法

改变体位	使患者取坐位或半卧位、双腿下垂,以减少静脉回流,降低呼吸做功,改善氧供
改善氧供,减轻心肌缺血	高流量吸氧 4L/min,并可用"应急医疗药箱"中的酒精棉片擦拭氧气面罩内部,有利于改善肺泡通气
舌下含服硝酸甘油,降低心脏前、后负荷及心肌耗氧量	硝酸甘油尤其适用于急性左心衰合并高血压患者,硝酸甘油舌下含服 0.5mg(1片),5 分钟后可重复,密切监测血压

气道异物梗阻

概念: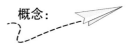

> **判断:**
>
> 患者无法言语,呼吸费力,无法咳嗽,面部发绀(发紫),手呈 V 形扶住颈部,情绪激动、烦躁、恐惧。

异物梗阻患者的症状表现

为突然不能说话、咳嗽,极度呼吸困难,患者常不自主地以一手的拇指和示指呈 V 形贴于颈前喉部,面容痛苦欲言无声,如询问"你是被卡住了吗?"可做肯定示意。异物吸入是气道梗阻最常见的原因,也就是常说的"误吸"。其中,老年人和孩子的发生概率更高。

空地区别: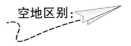

机上的气道异物梗阻多发生于一边说话一边吃饭的旅

客。人在进食、进水时,一个叫"会厌"的"盖子"会盖住气管,防止食物或水进入气道(这也是为什么人无法一边吞咽,一边呼吸的原因)。说话、呼吸时,人需要出气,"会厌"张开,使气管可以通气。当旅客同时说话、吃饭时,"会厌"是张开的,因此食物容易误入气道,造成梗阻。

一、机上处置所需物品

1. 如果医生需要,提供剪刀(在急救箱内)。

2. 如果医生需要,提供注射器(在应急医疗药箱内)。

3. 氧气瓶。

4. 呼吸瓣膜。

二、机上正确处置

1. 广播找医生,如有医生,应出示"应急医疗药箱"及"急救箱"内容表。

2. Heimlich 救生法(腹部冲压法)(详见 P38 图示)

(1)从患者身后抱住患者;

(2)双手在患者腹部前抓握;

(3)嘱患者微前倾,用力冲压腹部,使腹腔压力增加将异物呕出。

3. 对于异物无法排出或已经休克的患者,立即给氧,并通知机长患者可能有危险。

4. 对于已心脏骤停的患者,应立即给氧并同时进行 CPR(详见 P44)。

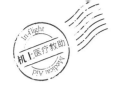

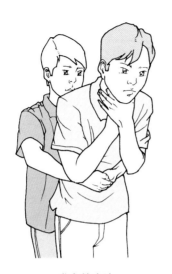

成人救生法

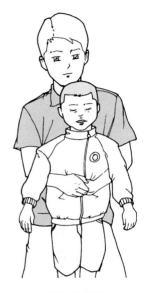

儿童救生法

三、注意事项

1. Heimlich 救生法仅用于意识清醒的患者。

2. 医生可能选择环甲膜穿刺 / 切开术，必要时提供机上医疗用品说明表。

3. 患者很可能因缺氧极度烦躁，必要时通知安全员看护，以免造成危险。

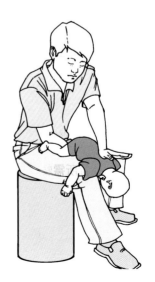

婴儿救生法

第 ② 节　与突然晕倒有关的疾病及处理

低血糖症

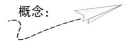

概念：

低血糖症是指血糖浓度<2.8mmol/L，中枢神经系统因葡萄糖缺乏所致的临床综合征。低血糖首先出现自主神经兴奋的症状，持续严重的低血糖将导致昏迷，称为低血糖昏迷，可造成永久性脑损伤，甚至死亡。

判断：

1. 初期有饥饿感、乏力、出汗、颜面苍白、焦虑、颤抖、颜面及手足皮肤感觉异常、皮肤湿冷、心动过速等。
2. 随着低血糖时间的延长和加重，临床表现为大汗淋漓、头痛、视力模糊、瞳孔放大、精细动作障碍、行为异常和嗜睡。严重者可出现癫痫发作、意识障碍、甚至昏迷。

低血糖症分为空腹低血糖、餐后低血糖、药物引起的低血糖（糖尿病患者服用降糖类药物）三类。

一、机上处置所需物品

1. 血糖仪（必要时广播寻找）。

2. 巧克力、果汁、含糖类水果（如西瓜）或糖包10包以上。

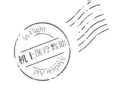

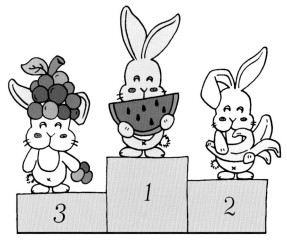

机上常见水果糖生成量排行榜

二、机上正确处置

1. 广播找医生。

2. 对于已出现低血糖症的患者,询问患者是否有既往史。

3. 询问患者是否使用过降糖药物。

4. 对于出现低血糖症状的患者,清醒时应立即进食含 20~30g 糖类的食物或口服糖水。

三、注意事项

1. 会引起低血糖的常见药物为口服降糖药或使用胰岛素。

2. 如果由于使用降糖药引起低血糖，可以持续供餐，因为药物的降糖作用会持续一段时间。

3. 任何情况下患者突发的意识障碍首先应考虑低血糖的可能。

4. 昏迷患者禁止喂食喂水。

排尿性晕厥 ☆

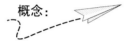

概念：

排尿性晕厥又称小便猝倒，俗称"尿晕症"。主要表现为人们在夜间或清晨起床排尿时因意识短暂丧失而突然晕

判断：

1. 此类晕倒多发生于洗手间门口。

2. 多在排尿中或末尾发生，发病前有头晕、眼花、无力等。

3. 意识突然丧失1~2分钟，并同时晕倒，易发生外伤。自然苏醒者不留后遗症。

倒。本病主要是由于血管舒张和收缩障碍造成低血压，引起大脑一过性供血不足所致，晕厥发生后2分钟左右患者可自行苏醒，不会留下后遗症。排尿性晕厥多见于中老年男性，一般好发于夜间，常常突然发生于排尿过程中，之前多无先兆。

空地区别：

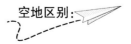

久坐不起与憋尿是本病的主要诱因，导致旅客久坐的主

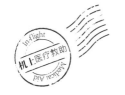

要原因可分为机舱环境和旅客自身两方面。经济舱空间狭小，旅客出入不便，起身时常需要打扰到别的旅客，尤其在国际中远程航线，餐饮服务之后客舱灯光熄灭，大部分旅客入睡，靠中间的旅客如果想去洗手间需要叫醒外面的旅客。这大大增加了久坐的概率。

机上的"排尿性晕厥"多发生在患者刚从洗手间出来的时候，由于洗手间离第一排座位的距离一般只有 1 米左右，人在跌倒时头部容易碰撞到座椅扶手。第一排座位的扶手内装有娱乐设备，所以扶手多是正方形，较为宽大，棱角分明，容易因碰撞导致受伤。对患者应注意检查外伤。

一、机上处置所需物品

1. 毛毯，枕头。
2. 淡盐水。
3. 急救箱（如果患者有外伤）。
4. 血压计。
5. 听诊器。

二、机上正确处置

1. 广播找医生。
2. 对于怀疑本病的旅客，应使用抗休克体位。
3. 患者醒后可询问患者是否长时间憋尿，是否久坐未动。如果是,应高度怀疑本病。为患者讲述本病原理并安抚。

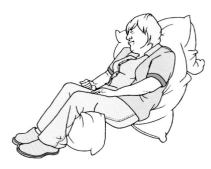

抗休克体位

4. 预防为主,有此病史者应有人扶持。

5. 如有头晕眼花时,就地平躺,头部放低,腿部抬高。

6. 检查有无外伤。

7. 保暖,防感冒、冻伤。

8. 清醒患者可适当饮用淡盐水,有助于血压回升。必要时测量血压。

三、预防

1. 平时到医院细查原因,并治疗。

2. 睡眠中起床排尿时,动作要缓慢,不要突然起立。

3. 排尿时不要过急过快,更不要用力过大。最好蹲位或用便器侧卧位排尿,可防摔碰伤。

四、注意事项

1. 本病多发于中年男性。

2. 注意检查患者有无因摔倒导致的外伤。

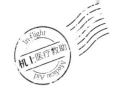

成人心肺复苏术

概念：
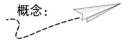

判断：

1. **突发意识丧失：呼之不应**（轻拍患者肩膀，大声喊：你怎么啦？）。
2. **呼吸停止：没有呼吸或濒死呼吸**（只有喘息）。
3. ***大动脉搏动消失：颈动脉、桡动脉无法触及。**

除颤器标志

由于心脏病、窒息、严重失血、中毒等各种原因使心脏停止跳动（即心搏骤停），维持生命的血液循环和氧气供应就会中断，若不及时施救，伤者就会很快死亡。心肺复苏（CPR）是拯救心搏骤停、呼吸骤停患者的急救技术。当患者出现意识不清、无呼吸、无脉搏、呼之不应等情况，应立即通知机长，进行心肺复苏并同时准备除颤。

心肺复苏主要分为胸外按压和人工呼吸。两者通常以 30：2 的节奏交替进行，即进行 30 次胸外按压后进行 2 次人工呼吸。在机上配备除颤器（AED）的情况下应尽快除颤。

脑是全身耗氧量最大的器官，也是对缺氧耐受力最差的器官。当心脏停止跳动，血液循环中断，对脑部的供氧也就中断，患者就会出现脑缺氧。

脑缺氧时间	症状
3 秒	头晕
10~20 秒	晕厥、抽搐
30~45 秒	昏迷、瞳孔放大
30~60 秒	呼吸停止、大小便失禁
4~6 分钟	脑组织受到不可逆损伤
10 分钟以上	脑死亡

一、机上处置所需物品

1. 波音飞机上配备的除颤仪（AED）。

2. 单向呼吸瓣膜（急救箱内）。

二、机上正确处置

1. 广播找医生。

2. 立即将患者平躺于硬质地面,呼唤组员广播找医生,通知机长。

3. 跑步取来 AED,准备好后随时检测。

4. 环顾周围,确定无行李掉落等造成二次伤害的可能。

5. 立即进行心肺复苏,步骤为:C → A → B。

（1）胸外按压（compression）:按压深度至少 5cm,位置详见 P46 图示。

（2）开放气道（open airway）:可使用应急医疗药箱中的"口咽通气道"。

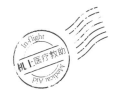

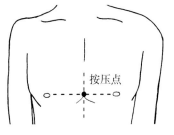

按压点

乳头连线与胸中线连接点

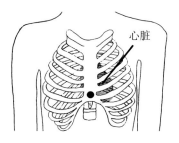

心脏

心脏在肋骨下方的位置

阴影部分:心脏位置 黑点:按压点

(3)人工呼吸(breathing):使用呼吸瓣膜,吹气时间不少于 1 秒,每次潮气量 500~600ml。

6. CPR 具体流程参考 P47。

7. 如需要,则立即进行除颤。

三、注意事项

1. 对于心脏骤停的患者来说,电除颤的时间早晚是决定能否存活的关键。**每延迟 1 分钟除颤,患者死亡率增加 7%~10%。**

2. 开放气道分为压额提颏法(用于正常情况)和创伤推颌法(用于颈椎损伤)两种,应注意判断患者有无颈椎损伤后选择使用。

3. 心肺复苏只有患者恢复意识或患者死亡才可停止。急救员无宣布患者死亡的权利。

4. 成人胸外按压至少需 5cm 深度。因为即使如此胸外按压也只能达到正常心跳时心排出量的 25%~30%。

5. 按压时注意将手指尽量抬高,用掌根部位按压。

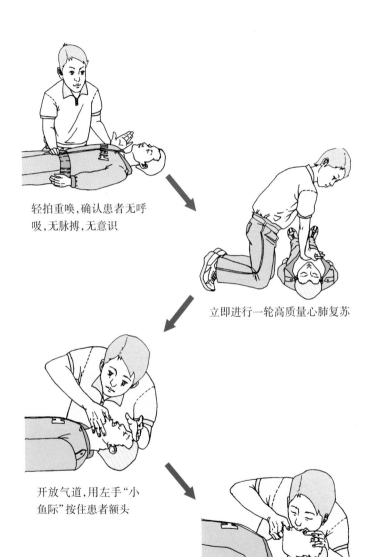

轻拍重唤,确认患者无呼吸,无脉搏,无意识

立即进行一轮高质量心肺复苏

开放气道,用左手"小鱼际"按住患者额头

捏住鼻子,进行人工呼吸

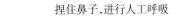

CPR 具体流程

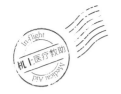

儿童心肺复苏术

儿童心肺复苏术适用年龄为 1~8 岁的患儿,位置与成人定位方法基本一致,频率为 100~120 次 / 分,胸外按压与人工呼吸比为 30:2。

一、机上处置所需物品

1. 波音飞机上配备的除颤仪(AED)。

2. 单向呼吸瓣膜(急救箱)。

二、机上正确处置

1. 广播找医生,通知机长,注意控制家属情绪。

2. 呼叫组员,跑步取来 AED(自动体外除颤仪),准备好后随时检测。

3. 环顾周围,确定无行李掉落等造成二次伤害的可能。

4. 拍打患儿肩膀,大声呼喊"宝宝,醒醒"。

5. 检查患儿呼吸、意识、脉搏。判断其是否心脏骤停。

6. 一旦判断心脏骤停,立即胸外按压 30 次。

7. 用压额提颏法开放气道。

8. 人工呼吸 2 次,然后以 30:2 的比例进行胸外按压和人工呼吸。

9. AED 准备好后立即进行除颤。

三、注意事项

1. 在急救过程中患儿家属可能因情绪激动给急救工作造成一定障碍,应注意控制家属情绪。

2. 儿童胸外按压深度约 5cm 或身体厚度的 1/3。

3. 其他注意事项同"成人心肺复苏术"。

第2章 机上快速处置

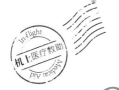

第 3 节　与创伤有关的疾病及处理

烧烫伤

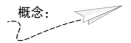

概念：

烧烫伤是生活中常见的意外伤害事件，沸水、滚粥、热蒸汽等均可导致人体组织损伤。轻微的烧烫伤是一般的生活性损伤事件，预后良好。对于严重的烧烫伤，如果处理及时，则不会导致严重的不良的后果。

判断：

手掌测量：将患者的五个手指并拢，其手掌面积为体表的 1%；烫伤程度划分见 P52。

位置	百分比
头颈	9%
躯干	27%
双下肢	46%
患者手掌	1%

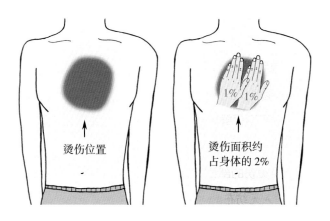

烫伤位置

烫伤面积约占身体的 2%

1% 1%

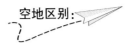
空地区别：

    机上的烫伤事件多发生于餐饮服务时热饮溅洒。由于部位有时较为隐私，患者不愿立即去除衣物或因牛仔裤等衣裤较紧，无法揪起、冰敷，导致烫伤加重。

一、机上处置所需物品

    1. 冷水。

    2. 冰桶。

    3. 无纺布。

    4. 清洁袋。

    5. 烫伤膏（急救箱）。

二、机上正确处置

    1. 广播找医生。

    2. 迅速脱离热源，脱去烧烫过的衣服。切忌粗暴剥离，以免造成水疱脱皮。

    3. 可用干净保鲜膜保护，注意防止创面再污染。

    4. 烧烫伤特别是四肢烧烫伤需立即用冷水缓慢冲洗。

    5. 如果烫伤的部位不是四肢等可以冰敷的地方，应迅速用清洁袋放入无纺布和冰水，按照正确操作方法封口，持续对患处冰敷。

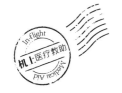

三、注意事项

1. 伤口上不可涂抹牙膏、鸡蛋清、红药水等,这不仅没有治疗烧烫伤的作用,有时还会掩盖创面,使医生无法立即确定创面的大小和深度。

2. 烫伤后应在 1 分钟内立刻予以冷水冲洗。

3. 冰敷之后仍然需要涂抹烫伤膏。

4. 如果伤口处烫伤起疱,不应弄破水疱,以防感染。

四、辅助判断

判断烫伤程度可参考下表。

烫伤程度判断表

等级	描述
Ⅰ度烧烫伤	仅伤及表皮,皮肤发红、痛、有灼热感,正确处理后 3~5 日可好转痊愈,不留瘢痕
浅Ⅱ度烧烫伤	深达真皮,局部出现水疱,浅Ⅱ度仅伤及真皮浅层,因为渗出较多,水疱饱满,破裂后创面渗液明显;创底肿胀发红;有剧痛
深Ⅱ度烧烫伤	伤及真皮深层,水疱较小或较扁薄,感觉较迟钝,皮温可稍低,需就医,处理迅速时,3~4 周可痊愈。通常留有瘢痕,但基本保存了皮肤功能。起疱直径 1cm 以上的,须在严格无菌消毒下低位引流(挑破)

等级	描述
Ⅲ度烧伤	伤及皮肤全层,甚至达到皮下、肌肉、骨骼等。皮肤坏死、脱水后形成焦痂,创面无水疱、蜡白或焦黄,触之如皮革,甚至碳化,感觉消失;皮温低。不仅丧失皮肤功能,而且常造成畸形,难以自愈

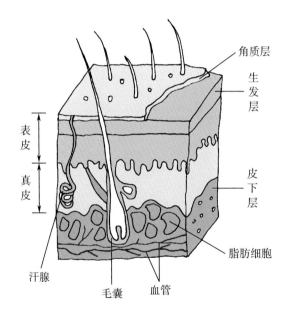

角质层

生发层

表皮

真皮

皮下层

脂肪细胞

汗腺

毛囊

血管

皮肤分层图(不按实际比例)

第2章 机上快速处置

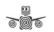

肢体离断伤

概念: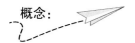

完全断裂或血运完全中断的手指均称为手指离断伤。手指离断后要立即掐住伤指两侧,以防止出血过多,然后包扎手指残端。有统计显示,因断指而导致的残疾,大多由于断指保存不当而造成的,如断指保存得当,手术成功率可达 90% 以上。

一、机上处置所需物品

1. 一次性手套(急救箱)。

2. 纱布块(急救箱)。

3. 冰桶。

4. 止血带,皮筋或头花等条状弹性物(应急医疗药箱)。

5. 手电(器械包)。

6. 生理盐水(应急医疗药箱)。

二、机上正确处置

1. 压迫止血　手指的血管位于手指两侧,急救员用两只手指捏住患者患指两侧,压迫血管。

2. 广播找医生。

3．寻找断肢(指)

（1）指挥前后各一排的旅客不要动，保持在原位坐好，无需配合寻找，以防意外损伤或污染患者断指。

（2）做好个人防护措施(戴手套、口罩等)。

（3）使用器械包内手电仔细寻找断指。

4．断指保存

（1）用无菌敷料或干净的无纺布包浸入少量无菌生理盐水裹住断指，用于保温、保湿。

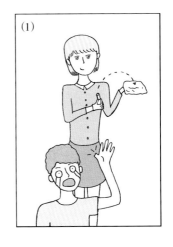

(1)

（2）用一次性手套包住断指，以防手指浸水感染。

（3）将带着毛巾的断指放入塑料袋中密封。

（4）将冰桶内放入冰块，将

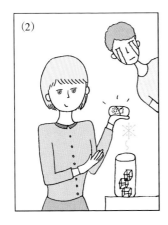

(2)

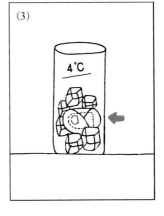

(3)

第2章　机上快速处置

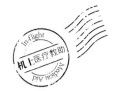

装有断指的塑料袋放入冰桶中保存。

三、注意事项

1. 干冰不可用于断肢(指)冷藏,以防止肢体冻伤无法再植。

2. 包裹的袋子应做到密封,不可使断指直接接触冰、水、酒精等液体中,防止组织肿胀细胞坏死。

3. 断肢(指)应用小毛巾包裹,以防冻伤,保存断肢(指)的最佳温度为 4℃。

4. 事故发生后,前后各一排的旅客应保持原位置坐好,并尽可能保持原有姿势,以防踩踏损坏、污染断肢。

5. 不可用铁丝、警示带等无弹性物品充当止血带。

6. 记录全部处理过程,并记录发生时间。

四、参考值

1. 正常成年人的血量应为其体重的 7%~8%,如一个体重 60kg 的人,其血量约为 4200~4800ml。

2. 一般来说,失血量少于总量的 10% 时,对人体健康没有明显影响。

四肢骨折

概念：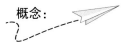

骨折是指骨骼的断裂，常伴不同程度软组织损伤。为方便机上处理，在此将骨折分为：

闭合性骨折	骨折处皮肤或黏膜完整，骨折端不与外界相通
开放性骨折	骨折处皮肤或黏膜破裂，骨骼戳出皮肤，与外界相通，增加感染机会
青枝骨折	多见于儿童，属于不完全骨折，骨骼像树枝折断一样，一面断裂，另一面还连接着

空地区别：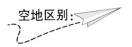

飞机上的骨折多发于颠簸之后，在处理骨折的同时，应考虑其他损伤，如摔伤、行李砸伤、烫伤等。急救员可根据患者疼痛部位进行判断。

一、机上处置所需物品

1. 急救箱。

2. 毛毯。

第2章　机上快速处置

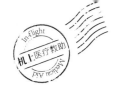

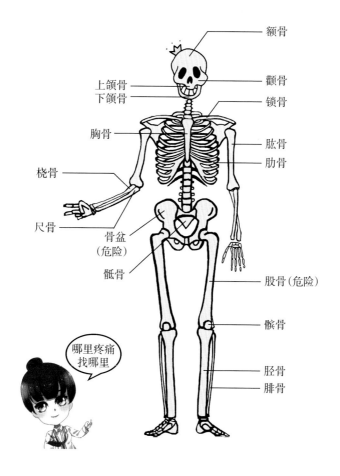

额骨

颧骨

锁骨

肱骨

肋骨

上颌骨
下颌骨

胸骨

桡骨

尺骨

骨盆
(危险)

骶骨

股骨(危险)

髌骨

胫骨

腓骨

哪里疼痛
找哪里

二、机上正确处置

(一)闭合性骨折处置

1. 嘱患者不要乱动,以免骨折断端损伤神经、血管。

2. 取出"急救箱"中的夹板,对骨折处进行固定。

3．在空隙处用毛毯等软物固定。

4．上肢骨折可固定于胸前，下肢骨折可固定于对侧健肢。

5．固定之后对末梢循环进行检查，防止捆扎过紧（如上肢骨折，捆扎手臂，需检查手指血液循环情况；下肢骨折，捆扎腿部，检查脚趾血液循环情况）。

6．检查方法　按住手指／脚趾肚，被按压处会变白，松手后2秒内恢复红润视为血液循环正常。

7．如果患者出现指端麻木等应打开夹板重新评估伤情。

（二）开放性骨折处置

1．首先处理活动性出血。

2．不要试图复位，要将无菌纱布放置于伤口处并进行包扎。

3．用毛毯等软物对缝隙进行衬垫。

4．如果伤口周围不清洁，切勿用水冲洗。

5．用急救箱中的夹板进行固定。

三、注意事项

1．不得随意使用止痛剂。

2．应避免不必要的搬动。

3．患者如果口渴，则提示有内出血的可能，应注意。

4．患者可能内出血，不得给患者大量饮水，以免增大出血量。

5．尺骨、桡骨骨折时，需手心朝肚子用夹板固定于身前。注意左右手尺骨、桡骨的状态。

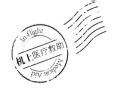

脊椎骨折

概念：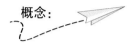

脊椎包括颈椎、胸椎、腰椎等。脊椎是一根空心的骨管，保护内部的脊髓神经，脊椎损伤的最大麻烦在于可能损伤脊髓神经，如果脊髓受伤，受伤部位以下可能发生瘫痪。

空地区别：

机上发生的脊椎损伤多由于重度颠簸，人员没有安全带保护，对飞机飞行姿态突然变化应对不及，颠起后头部撞击天花板后跌落撞击地板所致。

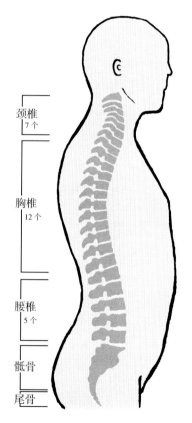

颈椎
7 个

胸椎
12 个

腰椎
5 个

骶骨

尾骨

一、机上处置所需物品

1. 毛毯。

2. 报纸。

3. 夹板(在急救箱内)。

二、机上正确处置

1. 广播找医生,通知机长通报情况。

2. 嘱患者不要乱动,也不要随意移动患者。

3. 检查患者意识、呼吸、脉搏。

4. 对于仰卧患者,应稳定支撑头部,颈部缝隙处可暂时用报纸卷成硬纸卷、夹板、毛毯等固定。

5. 检查患者有无其他损伤。

三、注意事项

1. 对于所有怀疑可能有脊椎损伤的患者,都不得随意搬动并嘱患者不要尝试随意移动。

2. 对于怀疑颈椎损伤的患者,在没有"颈部固定器"的情况下,应由急救员使用正确的方法固定头部。

> **判断:**
>
> **颈椎损伤表现:**
>
> 1. 外伤后脊椎局部疼痛,活动受限、畸形、压痛。
>
> 2. 躯体出现异常感觉,如灼热、刺痛、麻痹。
>
> 3. 可有完全或不完全瘫痪表现,如运动功能丧失,大小便障碍等。
>
> 呼吸困难甚至休克。

第2章 机上快速处置

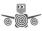

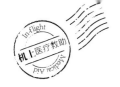

3. 对患者适当固定,以免颠簸造成再次损伤。

耳出血(压耳)

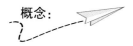
概念:

　　耳出血常发生于耳鼓膜穿孔或颅底骨折时。鼓膜是一片具有一定韧性的薄膜。鼓膜易受直接损伤或间接冲击而破裂。直接损伤多见于掏耳朵或取异物时将镊子、发卡或火柴梗等伸入外耳道过深,以致刺破鼓膜。间接冲击多见于爆破时的声波击破鼓膜所致,亦可因跳水、拳击耳部或滑冰时突然跌倒而使鼓膜被震破。

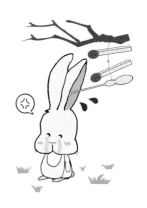

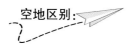
空地区别:

　　机上发生的耳出血,多由于飞机起飞下降时,舱内气压变化导致的鼓膜穿孔。也可能在掏耳朵时突发颠簸,导致鼓膜受伤。鼓膜一旦破裂,耳内突然感到剧痛,继之耳鸣、耳聋,有少量血从外耳道流出,严重时伴有眩晕、恶心、呕吐等。

一、机上处置所需物品

1. 敷料(应急医疗药箱)。
2. 棉签(应急医疗药箱)。

二、机上正确处置

1. 广播找医生,判断患者意识。
2. 询问患者是否因暴力导致鼓膜受损(如掏耳朵)或曾感到压耳。
3. 保持侧卧,以便血液/脑脊液流出。
4. 可用杀菌棉签轻轻擦拭,并在耳廓垫上无菌敷料(急救箱)。

三、注意事项

1. 不要随意冲洗耳道。
2. 洗脸、洗头时也应注意尽量不要使耳朵进水,以免感染。
3. 不要随意往耳内滴药水。
4. 不要堵住耳道,应使血液/脑脊液流出,以免造成颅内感染。

机上分娩 ★

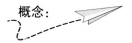

概念:

    分娩的全过程是从规律宫缩开始至胎儿和胎盘娩出为止,分为 3 个阶段。正常情况下,生第一个孩子时,从规律的腹痛开始到分娩结束,整个过程一般不超过 24 小时。

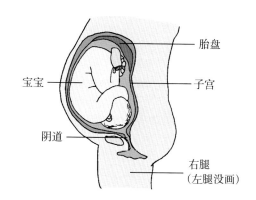

胎盘

子宫

宝宝

阴道

右腿
(左腿没画)

妊 娠 评 估

	妊娠(1~12 周)	妊娠(13~24 周)	妊娠(25~40 周)
存活力	不能存活	可能存活	能存活
阴道出血	可能流产	可能流产	可能早产
胎心	听不到	120~170 次 / 分	120~160 次 / 分

生命体征范围

体重(kg)	呼吸(次/分)	脉搏(次/分)	收缩压(mm/Hg)
3~4	30~50	120~160	>60

第一产程　宫颈扩张期

临产症状	出现有规律的腰部和腹部阵痛,频率渐快渐强		
	破水:阴道有水流出		
物品准备	铁冰桶	剪刀×1	垃圾袋×3
	烧热水×3壶	脐带夹	枕头×3
	面巾纸	垫布×2	毛毯×2
	煮过的毛巾×5	医用手套	消毒敷布×5
	托盘×1	平躺座位×1	小被子×1
产妇准备	用垫布垫在座位上,盖上毛毯,放好枕头,产妇平躺		
	用毛巾垫在产妇周围并安抚		

第二产程　胎儿娩出期

产妇症状	1	腹痛和子宫收缩的频率加快至1~2分钟1次
	2	产妇不能控制地向下用力
	3	随着每次收缩可以看见胎儿先露部分
处置	1	安慰产妇,可适当提供巧克力作为能量补充
	2	用温水清洗产妇阴部,接产者将指甲、手臂至手臂上10cm用肥皂尽可能洗净
	3	在产道上、下方及两侧腿部各铺上一块消毒布巾
	4	接产者(应无感冒等感染现象)带好消毒手套,在子宫收缩的时候鼓励产妇用力,并用手轻轻托住胎儿的先露部分以免过急产出撕裂产道
	5	如脐带绕颈应松解先露部分,如不是胎头应及时报告机长通知相关部门

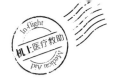

	6	接产原则是帮助胎儿自然娩出,胎儿娩出的时候要特别小心处理以免滑落
	7	胎儿娩出后如未啼哭(视为未开始呼吸)应将其口鼻内的黏液清理干净。如果仍无法呼吸,应将其头冲下并轻拍其足底或背部;如仍不能呼吸应做人工呼吸,注意为婴儿保暖
处置	8	在脐带波动消失后(大约分娩后数分钟)将脐带夹取出,去除保险,夹在距宝宝肚脐约3cm位置,按压手柄夹断脐带,脐带夹自动封住脐带。用消过毒的敷布包裹好脐带断端并包裹在婴儿腹部
	9	检查胎儿有无异常并让母亲查看,然后仔细包好,放在母亲一侧用枕头围成并垫好的小床内,盖好小被子

第三产程　胎盘娩出期

	1	产妇有轻微腹痛(子宫收缩)
表现	2	脐带随着子宫收缩下降,紧接着胎盘从产道排出
	1	胎儿娩出后要密切关注产妇表情,脉搏和阴道出血情况及脐带下降情况
	2	可鼓励产妇自己轻揉下腹部以助子宫收缩,同时注意产妇保暖
处理	3	不可强力拉拽脐带使其下降,以免胎盘全部或部分残留在子宫内导致产后大出血
	4	胎盘娩出后要清洗产妇会阴部并使其舒适地躺好并保暖,注意观察出血情况,出现休克要抬高其双腿,并注意保暖
	5	及时检查胎盘的完整性并放入托盘

注意事项：

1. 记录各种数据并及时告知机长，通知地面准备救护车、妇产科医生接机。落地后将胎盘及所有记录数据交给医生。

2. 机上所需所有物品基本来源于应急医疗药箱。

3. 脐带夹需用力按下，直到听到咔嚓声，脐带剪断，卡扣锁止。

4. 生产后要密切关注产妇生命体征，避免产后大出血（多发于产后 2 小时）。一旦怀疑有出血可能，应为产妇进行体外子宫按摩以止血。

5. 条件允许时，建议产妇在分娩完成半小时后进行哺乳。

6. 本文中所讲内容是正常分娩流程，而分娩过程实际较为复杂，常出现不可预知的意外，因此，仅在广播找医生无果情况下参考使用。

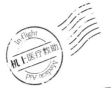

第 **4** 节　**其他疾病及处理**

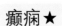癫痫★

判断：

人们常认为癫痫的症状就
是抽搐，实际癫痫分为四种
发作形式，抽搐只是其中一
种(详见下文"临床特点")。

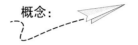概念：

　　癫痫发作是大脑神经元过
度同步放电所致的短暂性脑功
能障碍，是一种反复发作的慢性临床综合征。由于异常放
电所涉及的神经元的部位、范围及功能不同而出现各种
不同的临床症状，包括运动、感觉、自主神经功能及意识
障碍。

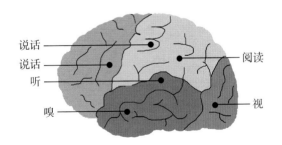

说话
说话
听
嗅
阅读
视

　　人群患病率为 3‰~6‰，以儿童及青春期发病居多，20
岁以后发病率降低，老年人又有上升趋势。其发病率农村为
每年 25/10 万，城市为每年 35/10 万。

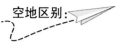

空地区别：

　　本病机上发作者大多有病史，询问家属并寻找自备药可能是治疗该类旅客的最好方法。癫痫可能造成大脑严重受损，应及时控制，否则可能造成严重后果。

一、机上处置所需物品

　　1. 氧气瓶。

　　2. 一次性手套（应急医疗药箱内的医用手套或清洁用手套）。

　　3. 纸巾。

　　4. 寻找患者自备药。

二、机上正确处理

　　1. 广播找医生。

　　2. 参考"**临床特点**"判断患者是否为癫痫。

　　3. 将患者置于安全处，解开衣扣，让患者头转向一侧，以利于口腔分泌物流出，防止误吸。

　　4. 保持呼吸道通畅，吸氧。

　　5. 患者在张口状态下，可在上下磨牙间垫以软物，以防止舌头咬伤。

　　6. 抽搐时请不要控制患者四肢以防脱臼。

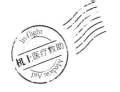

7. 帮助患者服下自备药(机上的癫痫患者大多有病史，应注意寻找自备药)。

8. 监测呼吸、血压、脉搏、体温、氧饱和度等，并记录。

9. 对于全身强直 - 阵挛性发作持续状态的处理，其处理原则为迅速以药物控制抽搐，立即终止发作。

三、注意事项

1. 患者发病时不能自已，所以清理患者口腔异物时不要将手放入患者口中，防止咬伤。

2. 注意做好自身防护(戴手套)。

3. "艾司唑仑片"应慎用，详见"第 4 章第 1 节 平安药盒用药指导"。

4. 患者复杂部分性发作时可能出现幻觉，应派遣安全员看管。

5. 如果患者牙关紧闭，不要用勺子等撬开其嘴部，以防受伤。

四、临床特点

癫痫发作的临床类型繁多，常见类型的临床表现如下：

类型	症状
强直 - 阵挛性发作（大发作）	突然意识丧失，尖叫并跌倒，全身肌肉强直性收缩，同时呼吸暂停，面色青紫，两眼上翻，瞳孔扩大。随后很快出现全身肌肉

类型	症状
强直 - 阵挛性发作（大发作）	节律性强力收缩（即阵挛），持续数分钟或更长时间后抽搐突然停止。发作过程中常伴有牙关紧闭，尿便失禁，口鼻喷出白沫或血沫。一次发作达数分钟，事后无记忆
失神发作（小发作）	见于儿童，表现为突然意识短暂中断，停止原来的活动、呼之不应，双目凝视。持续30秒左右意识迅速恢复，对发作无记忆
单纯部分性发作	不伴有意识障碍。部分运动性发作表现为一侧口角、手指或足趾、足部肌肉的发作性抽搐，也可扩至邻近部位；部分感觉性发作常表现为口角、舌部、手指或足趾的麻木感和针刺感，也可表现为简单的幻觉；精神性发作的表现为恐惧、忧郁、各种错觉及复杂幻觉。可能为癫痫发作先兆
复杂部分性发作（精神运动性发作）	发作起始有错觉、幻觉等精神症状及特殊感觉症状。发作时患者与外界环境失去接触，做一些无意识的动作（称自动症），如吸吮、舔唇、抚摸衣扣或机械地重复发作前的动作，甚至突然外出、大吵大闹、脱衣跳楼等

任何一类发作若连续或反复发作之间意识不完全恢复者称为癫痫持续状态。活动发作持续30分钟以上不能自行停止，可引起不可逆性损伤，致残和致死率高。大发作的持续状态最严重，是内科常见症状。

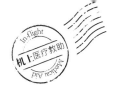

高血压危象

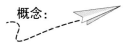

概念：

　　高血压的急危重症合称高血压危象，指在高血压病的基础上发生暂时性全身细小动脉强烈痉挛，血压急剧升高引起的一系列临床症状，是高血压过程中的一种特殊临床综合

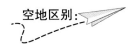

> **判断：**
> 1. 高血压病史。
> 2. 血压突然急剧升高。
> 3. 伴有心功能不全，高血压脑病、肾功能不全，视神经乳头水肿、渗出、出血等靶器官严重损害。

征。高血压危象如不及时治疗，患者可能迅速死于脑损害，更多患者死于肾功能衰竭。如及时治疗，血压下降、高血压脑病可恢复。

　　本病常发生于长期服用降压药骤然停药者。亦可发生于嗜铬细胞瘤突然释放大量儿茶酚胺时。

空地区别：

　　飞机起飞后，由于机舱内气压约等于海拔 2000m，高于泰山海拔高度 700m 以上，心脏为了适应"高原"的缺氧，会通过增快心率加大搏出量来适应，其直接后果是收缩压（即血压中的高压）增高。而且由于长途旅行，有些旅客会将降压药遗忘于托运行李中,托运行李在飞行中无法拿取,因此,高血压患者也可能因骤然停药导致血压升高。

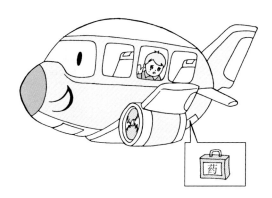

一、机上处置所需物品

1. 血压计(应急医疗药箱)。

2. 旅客自备药。

3. 听诊器(应急医疗药箱)。

二、机上正确处置

1. 广播找医生。

2. 询问患者有无高血压史。

3. 测量血压,观察患者症状,并根据患者症状参考"高血压危象的临床表现"进行判断。

4. 使患者半卧位休息,消除紧张情绪,询问患者有无自备药品;如果有,询问上次服药时间,必要时可加服一次。

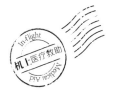

5. 意识不清患者应保持呼吸道畅通,吸氧。

6. 参照"高血压危象的处理原则"进行处理,尽可能保护心脑等重要器官。

高血压危象的临床表现

血压突然升高	血压升高幅度较大,病程进展急剧。一般收缩压为 220~240mmHg,舒张压在 120~130mmHg 以上
交感神经强烈兴奋	表现为发热、出汗、心率加快、皮肤潮红、口干、尿频、排尿困难及手足颤抖等
靶器官急性损害	视力模糊、丧失
	胸闷、心绞痛、心悸、气促、咳嗽甚至泡沫痰
	尿频、尿少、血浆肌酐和尿素氮增高
	一过性感觉障碍、偏瘫、失语,严重者烦躁不安或嗜睡
	头痛、恶心、呕吐、嗜睡、抽搐、昏迷

高血压危象的处理原则

治疗原则	即使血压下降到安全水平,为预防进行性或不可逆性靶器官损伤,则不能使血压下降过快过低,以免全身或局部灌注不足
处置	应置患者半卧位。消除患者恐惧心理,酌情使用患者自备药或机上硝酸甘油
降压原则	高血压急症降压目的是用药后 1 小时使平均血压迅速下降 <25%,之后 2~6 小时降至 160/(100~110)mmHg。血压下降过度可引起肾、脑或冠状动脉缺血

降压原则	下列情况除外	急性缺血性卒中
		主动脉夹层应将收缩压迅速降至100mmHg左右
		如肾功能正常,无脑血管病或冠心病者血压可降至正常
		如患者超过60岁以上,有冠心病,脑血管病或肾功能不全,其安全的血压水平是(160~180)/(100~110)mmHg
保护心、脑重要器官	高血压所致的心力衰竭可以发生急性左心衰或肺水肿,可伴有血压显著升高。此时除按急性心力衰竭的常规进行处理外,尽快降低血压往往十分关键。高血压常伴有心肌缺血,如果血压持续升高,可导致心肌耗氧量增加,使心绞痛加重。此类患者先予以舌下含服硝酸甘油	

三、注意事项

根据有无靶器官损害(如视力突然下降)及是否立即降压将高血压危象分为高血压急症和次急症。降压原则应遵循下表,如果有靶器官损伤应立即将血压降低。

高血压危象的降压原则

高血压急症	高血压伴有急性进行性靶器官病变,舒张压(低压)>130mmHg,需要立即降压治疗以阻止或减少靶器官损害(但并不需要降至正常水平)
高血压次急症	也称为高血压紧迫状态,指血压急剧升高而尚无靶器官损伤。允许在数小时内将血压降低、不一定需要静脉用药

第2章 机上快速处置

75

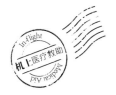

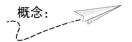

酒精中毒

概念：

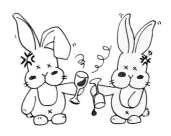

酒精中毒(即乙醇中毒)，在人饮酒过量后，酒精会对中枢神经系统产生先兴奋后抑制作用，早期有面色潮红、精神兴奋、语无伦次、继而恶心、呕吐、心率增加。重度中毒可使呼吸浅慢、心跳抑制，最终导致死亡。

> **判断：**
> 1. 恶心、呕吐。
> 2. 头晕、躁动、谵语。
> 3. 严重者昏迷、大小便失禁、呼吸抑制。

酒精的中毒量和致死量因人而异，中毒量一般为70~80g，致死量为250~500g。是否发生中毒与下述因素有关：胃内有无食物(空腹者吸收快)、是否食入了脂肪性食物(脂肪性食物可减慢酒精的吸收)、胃肠功能好坏(胃肠功能好的吸收迅速)、人体转化剂处理酒精的能力(能迅速将乙醇转化为乙酸的不易中毒)。

空地区别：

在机上，本病多发于俄罗斯等饮酒量大的航线，大量饮酒即使不造成酒精中毒也可能因饮酒过量扰乱客舱秩序，在此类航线中应尽量控制旅客饮酒量。

一、机上处置所需物品

1. 一次性手套(应急医疗药箱)。

2. 血压计(应急医疗药箱)。

3. 毛毯。

4. 糖水。

二、机上正确处置

1. 对于有暴力倾向的旅客,应及时通知安全员,重点看管,必要时对患者进行约束。

2. 解开患者领扣,对于意识不清者,应将其头部偏向一侧,防止误吸。

3. 因为肝在代谢酒精时会抑制肝糖原分解,导致低血糖,对于意识清醒可以配合的旅客,可适量饮用糖水。

4. 将已意识不清的患者应放置于复苏体位(详见 P78 图示),防止呕吐物堵塞呼吸道。

5. 必要时,戴手套后为患者清理口腔内呕吐物。

6. 注意保暖,每 10 分钟测量一次呼吸、心跳、血压、患者意识情况。

三、注意事项

1. 对于已显醉态的旅客及时控制防止摔伤,对于摔倒的

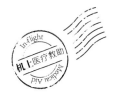

旅客,应注意检查有无外伤。

2. 不要给意识不清的人喝水,以免水误入气道。

3. 部分旅客受酒精影响,会有不同程度的兴奋、行为失常、激动、好斗,伴有暴力倾向,应及时控制,以防伤害其他旅客或做出其他危险行为。

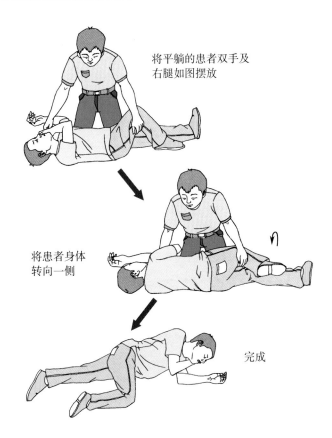

将平躺的患者双手及右腿如图摆放

将患者身体转向一侧

完成

发热 ☆

概念: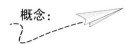

正常人的体温受到体温调节中枢调控,通过神经、体液因素使产热和散热过程呈动态平衡,保持体温在相对恒定的范围内。当机体在致热原的作用下或各种原因引起体温调节中枢的功能障碍时,体温出现升高超出正常范围的情况,称为发热(图2-30)。既往体健者危及生命的发热疾病,多为中毒性或感染性休克、脑膜炎、脑膜炎球菌血症、腹膜炎等,应考虑这些疾病的可能。老年或伴有慢性基础疾病的患者出现发热,应考虑呼吸系统、泌尿生殖系统、皮

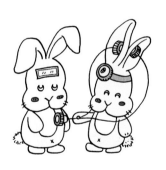

肤软组织部位的重症感染性疾病,老年人脑膜炎发病率较低,但是病死率和致残率很高。发热程度分为:低热:37.3~38℃;中等热度:38.1~39℃;高热:39.1~41℃;超高热:41℃以上。

一、机上处置所需物品

1. 无纺布。

2. 清洁袋。

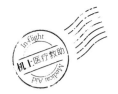

3. 冰。

4. 热水。

5. 体温计。

二、机上正确处置

1. 对于大部分发热患者,即使不能立刻明确病因,也要及时进行降温处理,以减轻患者的痛苦。

2. 对于体温大于 40℃的患者或儿童患者更需要即刻降温处理。

3. 婴儿的低热可能由于穿着过多、盖得太厚,婴儿表现为情绪激动,进食、排便后可能导致体温的暂时性升高。

三、降温方法

1. 将冷水灌入矿泉水瓶,拧紧瓶盖,置于患者颈部、腋下、腹股沟、额头处降温。

2. 畏寒期应注意保暖。

3. 广播找医生,保持每 1 小时监控一次患者体温并记录。

4. 必要时可在医生指导下服用"复方氨酚烷胺片"。

四、注意事项

1. 干冰不可用于降温,以防冻伤。

2. 包裹的袋子应做到密封,包裹两层以免漏水,同时可使温度适宜使用。

3. 记录全部处理过程,并记录发生时间。

4. 婴儿应首先适度宽解衣被并重新测量体温(临床常见因父母担心宝宝着凉,过度保暖导致的"发热")。

五、辅助判断

(一)发热的临床过程及特点

发热的临床经过一般分为体温**上升期**、**高热期**、**体温下降期**。

1. 体温上升期　常有疲乏无力、肌肉酸痛、皮肤苍白、畏寒或寒战等表现。

体温上升的两种方式:

(1)骤升型:体温在几小时内达到39~40℃或以上,常伴有寒战。小儿易发生惊厥。

考虑病因:疟疾、大叶性肺炎、败血症、流行性感冒、急性肾盂肾炎、输液或某些药物反应等。

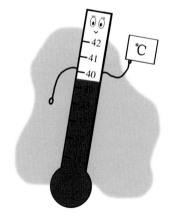

(2)缓升型:体温逐渐上升在数日内达到高峰,多不伴寒战。

考虑病因:伤寒、结核病、布氏杆菌病等。

2. 高热期　是指体温上升达高峰之后保持一定时间,持

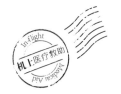

续时间的长短可因病因不同而有差异。如疟疾可持续数小时，大叶性肺炎、流行性感冒可持续数天，伤寒则可持续数周。

3. 体温下降期 由于病因的消除，致热原的作用逐渐减弱或消失，体温中枢的体温调定点逐渐降至正常水平，产热相对减少，散热大于产热，使体温降至正常水平，此期表现为出汗多，皮肤潮湿。

体温下降的方式：

（1）骤降：指体温于数小时内迅速降至正常，有时可略低于正常，常伴有大汗淋漓。

考虑病因：疟疾、急性肾盂肾炎、大叶性肺炎及输液反应等。

（2）渐降：指体温在数天内逐渐降至正常。

考虑病因：伤寒、风湿热等。

（二）伴随症状

1. 寒战 常见于大叶性肺炎、败血症、急性胆囊炎、急性肾盂肾炎、流行性脑脊髓膜炎、疟疾、钩端螺旋体病、药物热、急性溶血或输血反应等。

2. 关节肿痛 常见于败血症、猩红热、布氏杆菌病、风湿热、结缔组织病、痛风等。

3. 皮疹 常见于麻疹、猩红热、风疹、水痘、斑疹伤寒、风湿热、结缔组织病、药物热等。

4. 昏迷 先发热后昏迷者常见于流行性乙型脑炎、斑疹伤寒、流行性脑脊髓膜炎、中毒性菌痢、中暑等，先昏迷后发热者见于脑出血、巴比妥类药物中毒等。

经济舱综合征

概念：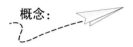

经济舱综合征是指在乘坐飞机旅行中或旅行后发生的与下肢深静脉血栓形成和(或)肺栓塞有关的一系列临床表现。目前认为其病因涉及机舱和乘客个体两方面因素：机舱因素主要是远距离的飞行和狭窄的座位导致长时间肢体活动受限，空气湿度低等；乘客个体因素主要是指乘客自身存在静脉血栓栓塞的危险因素，包括严重肥胖、慢性心脏病、激素治疗(包括服用避孕药)、静脉血栓栓塞病史、恶性肿瘤等。

一、案例

2013 年 3 月 4 日，我国一位中年男性从哈尔滨出差至福州，全程大约 5 个多小时，途中他坚持不喝水，不上厕所，不起身。结果，刚下飞机就晕倒，被人送往医院急救，确诊为"经济舱综合征"。幸好抢救及时，2 天后该旅客已脱离生命危险。

二、预防措施

1. 经常起身行走，避免久坐或长时间睡觉。

2. 旅行时穿着宽松柔软的服装和鞋子。

3. 经常饮水或柠檬汁。

第 2 章　机上快速处置

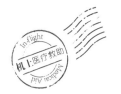

4. 减少饮用酒精饮料和咖啡。

5. 经常改变坐姿,避免翘腿坐。

其他疾病简单处置表

疾病名称	处置
晕机	在医生指导下服用"茶苯海明"
低血压	适量饮用淡盐水并将患者腿部抬高,增加血液回流量
闷热环境导致迷走神经失衡等	预防为主,可适当调低客舱温度
肾脏病	勿饮酒
张力性气胸	广播找医生,建议胸腔穿刺
心脏病	谨慎供水,参考"第2章第1节"中的"冠心病"、"急性左心衰"
脑卒中(即脑出血)	适当调低客舱温度可能对预防本病有所帮助,对于怀疑脑出血的患者,可将冰块放入清洁袋中做成冰袋,围在患者头部,降低体温以减慢代谢,可减少出血带来的损伤

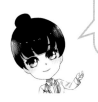

以上疾病由于条件、技术等限制,不宜在机上救治,但是你的正确处理可能会为患者争取宝贵的生存机会!

第 3 章

In-flight

Medical Aid

机上经典案例

请记住，
当你身着制服踏上飞机的那一刻，
就已经用爱的名义发了一个誓言，
永不放弃，生命的尊严！

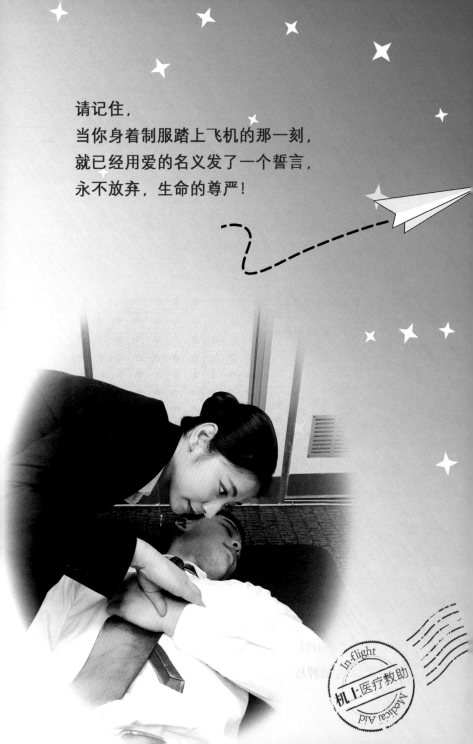

In-flight
机上医疗救助
Medical Aid

心脏病经典案例

常见指数：★★☆☆☆

难度指数：★★★★☆

备降指数：★★★☆☆

错误备降的损失指数：★★☆☆☆

2014 年，我国一架由北京飞往悉尼，经停上海浦东的航班，在浦东到悉尼的途中，一名中年女性餐后突感胃部不适，恶心呕吐，便询问乘务员餐食是否存在问题。乘务员细心解释后提供旅客一杯热水。该名旅客喝完水后不久便瘫倒在座位上，呼吸困难，无法言语，有濒死感。被当时值班的乘务员及时发现。乘务长立刻广播找医生，但是不幸的是当天飞机上没有医生。乘务员便立即开始询问患者情况，患者已基本无法言语，只能用零碎的语言告诉乘务员自己喘不过来气，感觉快要死了，乘务员问她，以前吃过什么药？用量多少？该旅客回答，以前吃过"硝酸甘油"，用量为一次"6 粒"。

一、案例分析

1. 心脏病症状有时更像其他疾病，易误诊　心脏病患者在发病时，很多时候并不是心脏部位感到不适，而是胃部不适、呕吐、向左肩胛放射性疼痛、呼吸困难、牙痛等，所以当患

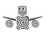

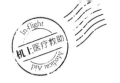

者出现以上症状时,应考虑心脏病的可能。要详细询问病史。

2. **心脏病诱因** 饱餐、喝水都可能成为心脏病的诱因,因此,在旅客自感身体不适,呼吸困难,尤其是发生在餐饮之后,在考虑肠胃、餐食问题的同时,一定不能排除心脏病的可能,要立即询问病史。

3. **对心脏病患者应慎重提供饮用水** "您喝杯水"是常用的安抚不适旅客的方式,几乎成了思维定式,这其实并不能适用于全部疾病。对于一些胃部疾病,喝热水是有助于缓解疼痛的,但是如果患者是心脏病发作,就可能适得其反,造成严重后果。因为某些心脏病患者大量饮水后,水分会迅速被大肠吸收,并进入血液,人的总血液量增加,心脏负担增大,可能造成患者心脏病加重,导致严重后果,甚至死亡。

4. **乘务员要熟悉机上药品的用量** 本案例中旅客称自己吃过"硝酸甘油",剂量为每次6粒,这是十分危险的,旅客在极度难受的情况下,记错了两种药的药名,旅客错将"速效救心丸"的用量记成了"硝酸甘油"的用量,此时乘务员应有辨别药品用法、用量的能力。"硝酸甘油"和"速效救心丸"的作用相同,但是前者为西药成分,后者为中药成分。用法、用量也大为不同。硝酸甘油正确用量为每次1粒;且硝酸甘油是血管扩张剂,血管扩张后带来的后果是血压会下降,就像同样一杯水,倒入细的试管里,水位比较高,倒入粗的试管里,水位就会较低一样,在血管被扩张变粗后,血压就会下降,当时如果按照旅客的要求提供6粒，很可能旅客的血压会降低到极危险的水平。经事后了解，该患者平时有低血压史，可想而知，当时如果按照旅客要求用量提供，可能后果不堪设想。在平时的航班中，一旦患者服用"硝酸甘油"导致血压过低，应立即停药，并将患者平躺，腿部抬高，增加血液回流。

二、机上正确处置

1. 广播找医生。

2. 立即询问患者有无病史。

3. 询问曾用药。

4. 如需使用"机上平安药盒"中的药品，应确认药品使用说明与患者所述药品名称、曾用剂量相同。

5. 与患者或患者家属再次确认用药名称、用法、用量。

6. 填写免责单。

三、总结

本案例较为复杂，除了疾病表现、对症用药外，还包含旅客记错药名的意外，因此，乘务员在处理一个突发疾病的旅客时，需要考虑到各种因素，除了判断患者病情外，还要熟悉"平安药盒"内药品的使用方法与禁忌证。

难点1：患者胃部不适，实为心脏病。

难点2：对本案中呼吸困难的患者进行正确判断。

难点3：了解掌握硝酸甘油正确用法、用量。

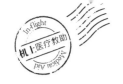

过度通气案例

常见指数：★ ★ ★ ★ ☆

难度指数：★ ★ ☆ ☆ ☆

备降指数：★ ☆ ☆ ☆ ☆

错误备降的损失指数：★ ★ ★ ★ ★

2013 年，我国某航飞机上，一名中年女性突然呼吸困难，手脚僵直麻木，有濒死感，请求机组人员赶紧将飞机降落，乘务员立即为旅客吸氧，在广播找医生无果情况下，机组选择将飞机备降在最近的机场，但在降落后，患者病情明显好转，并自己提拿行李下了飞机，造成了较大经济损失，并引起其他旅客不满。

一、案例分析

1. "过度通气"也称为"过度换气综合征"，是最容易误诊、造成不必要备降的疾病。本病的患者其实并不是呼吸困难、缺氧，而是由于呼吸频率过快，导致出现类似缺氧的症状，患者常自觉呼吸困难，有濒死感，手脚僵直、麻木，甚至晕倒。

2. 由于表面症状和缺氧相似，都是患者自诉呼吸困难，因此常被误诊为缺氧。一旦给患者吸氧，病情反而可能加重。

二、机上正确处置

1. 广播找医生。

2. 患者可能会因感觉缺氧导致脾气暴躁,应该通知安全员关注。

3. 如果患者有手脚麻木、呼吸频率较快(超过每分钟 20 次),应考虑本病的可能。

4. 将患者口鼻处套一个毛毯袋,让患者反复吸 / 呼出的二氧化碳,本病会快速好转。

5. 本病中,旅客自感缺氧时,也可将氧气瓶取来,为患者带上氧气面罩,以给予心理安慰,使其呼吸放缓,但实际不打开氧气阀门,以防止患者病情加重。

6. 心理疏导是本病的主要治疗方法之一,通过心理疏导,使患者呼吸减缓,本病将迅速好转。

三、总结

1. 本病容易与缺氧混淆,目前已造成多起错误备降,产生了较差的影响。因此,在处理本病时应注意仔细判断 / 鉴别。**面部、手脚麻木是本病与缺氧的主要鉴别点。**

2. 本病不同于缺氧,患者产生躁动的同时有能力进行反抗,应注意看管,必要时通知安全员。

3. 本病多发于女性、情绪易激动者、长时间说话或哭泣之后者。这些人都因为情绪原因呼出了过多的 CO_2,导致呼吸性碱中毒。

第 3 章 机上经典案例

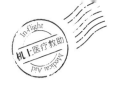

排尿性晕厥案例

常见指数：★★★★★

难度指数：★☆☆☆☆

备降指数：★☆☆☆☆

错误备降的损失指数：★★★★★

2009 年，我国一航班从马德里飞往圣保罗时，一位旅客突然感觉有什么东西铺到了她的腿上，她睁眼一看，原来是一位中年男性从洗手间出来后突然意识不清，跪倒在地上，在摔倒之前，他下意识地抓住挂帘，将帘子拽了下来。

一、案例分析

1. 每年机上都会发生多起旅客在使用完洗手间后突然意识不清，晕倒在洗手间门口的事件。但在数分钟后，患者便自行苏醒，在临床上将这种排尿后晕倒的疾病称为"排尿性晕厥"。

2. 排尿性晕厥多发生于中年男性。久坐与憋尿是本病的主要诱因，在憋尿／久坐之后，膀胱因尿液量增加变得充盈，排尿过程中膀胱迅速缩小，刺激迷走神经兴奋，导致低血压发生、脑供血不足，这就是患者晕倒的原因。在患者倒下后，头部高度降低，血液恢复对脑部的供应，随即患者苏醒。

3. 本病多发生于执行国际中远程航班的宽体客机上，以空客330飞机为例,洗手间与应急出口座位距离大约为1.5m,在患者晕倒后头部易撞到座椅扶手,而扶手因用来存放娱乐设备,较为宽大,棱角分明,可能对旅客造成伤害,因此在本病发生后,除了为患者保暖,必要时测量血压外,应特别注意是否发生外伤。

二、机上正确处置

1. 广播找医生。

2. 检查患者有无活动性出血或其他外伤;如有外伤及时处理。

3. 用毛毯为患者保暖。

4. 抬高腿部,增加血液回流量。

5. 患者苏醒后,可嘱其饮用淡盐水,有助于血压回升。

6. 随时监测血压。

三、总结

1. "排尿性晕厥"是机上最常见的疾病之一。其原因主要有机舱因素与旅客本身因素两方面。在经济舱中,空间较为狭小,旅客活动空间有限,加之坐在中间的旅客去洗手间需要旁边的旅客起身让路。在国际中远程航线中,餐饮服务后客舱灯光熄灭,大部分旅客进入睡眠,更增加了患者久坐的概率。

2. 在患者苏醒后可嘱其饮用淡盐水,有利于血压回升。但是不要给意识不清的患者饮水,以防呛水。

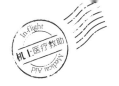

癫痫案例

常见指数：★★★★☆

难度指数：★★★☆☆

备降指数：★★☆☆☆

错误备降的损失指数：★★☆☆☆

2014 年，我国一架从悉尼飞往北京的航班上，一位旅客用餐时突然意识不清、抽搐、流涎，乘务员立刻检查其意识，并用拇指用力按压其"人中"部位，1 分钟后患者抽搐停止，但是意识没有恢复，并持续流涎。乘务长为了防止患者气道被口腔分泌物或食物阻塞，戴手套后将手指伸入患者口部进行检查。10 分钟后患者意识部分恢复，可与乘务员简单交谈，但对自己发病过程完全不知情并否认病史。半小时后意识完全恢复，承认癫痫病史，有自备药，上次服药时间为 1 小时前。

一、案例分析

1. 癫痫是大脑异常放电现象，当癫痫发作时按压"人中穴"是机上最常用的方式，但是实际临床上常说的"强刺人中"指的是中医医师用银针从"人中穴"刺入，达到"鼻中隔"位置，产生强烈酸胀感，以刺激患者大脑恢复正常。飞机上没有针灸治疗的条件。所以按压人中的力度要相对大，才能达到效果。

2．癫痫大发作时,患者的抽搐不受自己控制,所以不要将手指放入患者口中帮助其清理气道,以免被咬伤。

3．按压"人中穴"1分钟后,患者意识逐渐恢复,但否认病史。这时患者的意识没有完全恢复,他的点头或摇头是下意识的动作,所以这时询问患者病史是不可信的,应在其意识彻底恢复后,再进行询问。本案例中,患者意识恢复初期否认自己有癫痫病史,半小时后意识完全恢复,承认自己有癫痫病史,并出示自备药。

4．癫痫患者发病后,多对发作无任何记忆,因此在事后要对患者进行必要的解释。

二、机上正确处置

1．广播找医生。

2．将患者置于安全处,解开衣扣,让患者头转向一侧,以利于口腔分泌物流出,防止误吸。

3．保持呼吸道通畅,吸氧。

4．患者在张口状态下,可在上下磨牙间垫以软物,以防止舌头咬伤。

5．抽搐时请不要控制患者四肢以防脱臼。

6．帮助患者服下自备药(机上的癫痫患者大多有病史,应注意寻找自备药)。

7．监测呼吸、血压、脉搏、体温、氧饱和度等并记录。

8．对于全身强直-阵挛性发作持续状态的处理,其处理

原则为迅速以药物控制抽搐，立即终止发作。

三、总结

大家通常理解的癫痫是指癫痫大发作(即癫痫阵挛性发作)，实际癫痫共有 4 种发作方式(详见第 2 章第 4 节中"癫痫")。癫痫精神运动性发作时，患者可能产生幻觉，应注意看管，以防其做出危险举动，如试图打开应急出口、破坏应急设备及其他设备等。

第 4 章

In flight

Medical Aid

机上医疗用品
使用说明

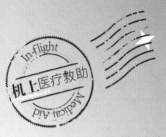

守护健康，平安起降。
我们与您，一路同行！

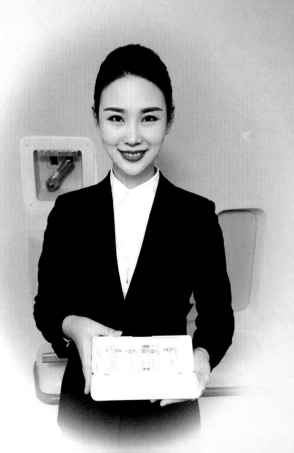

第 **1** 节　平安药盒用药指导

平安药盒用药指导原则

一、处方药

处方药(Rx)是指必须凭借医师处方才可调配、购买和使用的药品。这种药通常具备一定的毒性和潜在影响。在本章第2节中,所有处方药都标注特殊标志,建议在医师指导下使用。

二、非处方药

非处方药(OTC)是指不需要凭借医师处方购买的药品,患者可根据药品说明书,自选、自购、自用。这类药品毒副作用较少、较轻,而且也容易察觉,不会引起耐药性、成瘾性,与其他药相互作用也小。

三、处方药在本书中的标志

本书中所有处方药都在药品使用说明开头的明显位置标有此 标志。此类药品应由医师或药师指导使用。

四、注意事项

不建议将任何药品混用,在给旅客提供药品前,也应询问

第4章　机上医疗用品使用说明

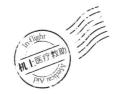

其是否已服用过其他药品,如有,不建议提供药品,以防止药物间相互作用造成不良后果。

茶苯海明片 ☆

【药品名称】茶苯海明片(Dimenhydrinate Tablets)

【适应证】

用于防治晕动病,如晕车、晕船、晕机所致的恶心、呕吐。

【用法和用量】

口服,成人一次1片。预防晕动病在出发前30分钟服药,治疗晕动病时每4小时服药1次。1日用量不得超过4片。12岁以下儿童用量请咨询医师或药师。可与食物、水或牛奶同服,以减少对胃刺激。

【不良反应】

1. 常见不良反应有迟钝、嗜睡、注意力不集中、疲乏、头晕,也可有胃肠不适。

2. 罕见幻觉、视力下降、排尿困难、皮疹等反应。

【禁忌证】

1. 对其他乙醇胺类药物过敏禁用。

2. 孕妇、新生儿及早产儿禁用。

【注意事项】

1. 可与食物、果汁或牛奶同服,以减少对胃刺激。

2. 服药期间不得驾驶机、车、船、从事高空作业、机械作业及操作精密仪器。

3. 服用本品期间不得饮酒或含有酒精的饮料。不得与其他中枢神经抑制药(如一些镇静安眠药)及三环类抗抑郁药同服。

4. 老年人慎用。

5. 如服用过量或出现严重不良反应,应立即就医。

6. 对本品过敏者禁用,过敏体质者慎用。

7. 本品性状发生改变时禁止使用。

8. 请将本品放在儿童不能接触的地方。

9. 儿童必须在成人监护下使用。

10. 如正在使用其他药品,使用本品前请咨询医师或药师。

【特殊人群用药】

1. 儿童注意事项:新生儿及早产儿禁用。

2. 妊娠与哺乳期注意事项:孕妇禁用。

3. 老年人慎用。

颠茄片

【药品名称】颠茄片(Belladonna Tablets)

【适应证】

抗胆碱药,解除平滑肌痉挛,抑制腺体分泌。用于胃及十二指肠溃疡,胃肠道、肾、胆绞痛等。

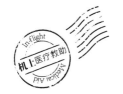

【用法和用量】

口服,成人一次 1 片,疼痛时服用。必要时 4 小时后可重复 1 次。

【不良反应】

1. 较常见的有口干、便秘、出汗减少、口鼻咽喉及皮肤干燥、视力模糊、排尿困难 (老人)。

2. 少见的情况有眼痛、眼压升高、过敏性皮疹及疱疹。

【禁忌证】

对本品过敏者、哺乳期妇女、前列腺肥大、青光眼患者禁用。

【注意事项】

1. 对本品过敏者、哺乳期妇女、前列腺肥大、青光眼患者禁用。

2. 服用本品后如症状未缓解或消失,请咨询医师或药师。

3. 儿童、老人应在医师指导下使用。

4. 孕妇及高血压、心脏病、反流性食管炎、胃肠道阻塞性疾患、甲状腺功能亢进、溃疡性结肠炎患者慎用。

5. 如服用过量或发生严重不良反应,请立即就医。

6. 本品性状发生改变时禁止使用。

7. 请将此药品放在儿童不能接触的地方。

【特殊人群用药】

妊娠与哺乳期注意事项:哺乳期妇女禁用。

复方氨酚烷胺片

【药品名称】复方氨酚烷胺片(Compound Paracetamol and Amantadine Hydrochloride Tablets)

【适应证】

适用于缓解普通感冒及流行性感冒引起的发热、头痛、四肢酸痛、打喷嚏、流鼻涕、鼻塞、咽痛等症状。

【用法和用量】

口服。成人,一次1片,一日2次。

【不良反应】

有时有轻度头晕、乏力、恶心、上腹不适、口干、食欲缺乏和皮疹等,可自行恢复。

【禁忌证】

严重肝肾功能不全者禁用。

【注意事项】

1. 按规定剂量服用,每日用量不可超过2片。

2. 儿童、孕妇使用及对任一组分过敏或慎用者请咨询医师或药师。

3. 哺乳期妇女禁用。

4. 本品应放在儿童不能接触的地方。

5. 服用本品时避免饮用含酒精的饮料。

6. 服用本品可能会引起轻度嗜睡,因此不应驾驶或操纵机器,以免发生事故。

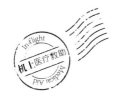

7. 不能同时服用含有与本品成分相似的其他抗感冒药。

8. 服用过量或有严重反应时请立即去医院就医。

【特殊人群用药】

1. 儿童注意事项:1 岁以下儿童禁用。

2. 妊娠与哺乳期注意事项:本品中金刚烷胺、对乙酰氨基酚、人工牛黄均可通过胎盘,对胚胎有毒性且能致畸,可能会对胎儿造成不良影响;除人工牛黄不详外,均能通过乳汁分泌,故孕妇及哺乳期妇女禁用。

3. 老年人注意事项:慎用或适当减量。

复方龙胆碳酸氢钠片

【药品名称】复方龙胆碳酸氢钠片(Compound Gentian and Sodium Bicarbonate Tablets)

【适应证】

用于胃酸过多、食欲缺乏、消化不良。

【用法和用量】

口服。成人,一次2~4片,一日3次。

【不良反应】

偶见轻度恶心。

【禁忌证】

1. 严重溃疡患者禁用。

2. 孕妇、哺乳期妇女禁用。

【注意事项】

1. 按推荐剂量服用,过量服用反而抑制胃液分泌,甚至引起恶心、呕吐、腹泻。

2. 儿童用量请咨询医师或药师。

3. 肝硬化、充血性心力衰竭、肾功能不全、高血压等患者慎用。

4. 对本品过敏者禁用,过敏体质者慎用。

5. 本品性状发生改变时禁止使用。

6. 请将本品放在儿童不能接触的地方。

7. 儿童必须在成人监护下使用。

8. 如正在使用其他药品,使用本品前请咨询医师或药师。

【特殊人群用药】

妊娠与哺乳期注意事项:孕妇、哺乳期妇女禁用。

硝酸甘油片 ☆

【药品名称】硝酸甘油片(Nitroglycerin Tablets)

【适应证】

冠心病,心绞痛的治疗及预防,也可用于降低血压或治疗充血性心力衰竭。

【用法和用量】

成人一次用 0.25~0.5mg(1 片),舌下含服。每 5 分钟可

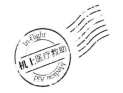

重复 1 片,直至疼痛缓解。如果 15 分钟内总量达 3 片后疼痛持续存在,应立即就医。在活动或大便前 5~10 分钟预防性使用,可避免诱发心绞痛。

【不良反应】

1. 头痛　可于用药后立即发生,可为剧痛和呈持续性。

2. 偶可发生眩晕、虚弱、心悸和其他体位性低血压的表现,尤其在直立、制动的患者。

3. 治疗剂量可发生明显的低血压反应,表现为恶心、呕吐、虚弱、出汗、苍白和虚脱。

4. 晕厥、面红、药疹和剥脱性皮炎均有报告。

【禁忌证】

1. 禁用于心肌梗死早期(有严重低血压及心动过速时)、严重贫血、青光眼、颅内压增高和已知对硝酸甘油过敏的患者。

2. 禁用于使用枸橼酸西地那非(万艾可)的患者,后者增强硝酸甘油的降压作用。

【注意事项】

1. 应使用能有效缓解急性心绞痛的最小剂量,过量可能导致耐受现象。片剂用于舌下含服,不可吞服。

2. 小剂量可能发生严重低血压,尤其在直立位时。舌下含服用药时患者应尽可能取坐位,以免因头晕而摔倒。

3. 应慎用于血容量不足或收缩压低的患者。

4. 诱发低血压时可合并反常性心动过缓和心绞痛加重。

5. 可使肥厚梗阻型心肌病引起的心绞痛恶化。

6. 可发生对血管作用和抗心绞痛作用的耐受性。

7. 如果出现视力模糊或口干,应停药。剂量过大可引起剧烈头痛。

【特殊人群用药】

妊娠与哺乳期注意事项:尚不知是否引起胎儿损害或者影响生育能力,故仅当确有必要时方可用于孕妇。亦不知是否从人乳汁中分泌,故哺乳期妇女应谨慎。

【药物相互作用】

1. 中度或过量饮酒时,使用本药可致低血压。

2. 与降压药或血管扩张药合用可增强硝酸盐的致体位性低血压作用。

3. 阿司匹林可减少舌下含服硝酸甘油的清除,并增强其血流动力学效应。

4. 使用长效硝酸盐可降低舌下用药的治疗作用。

5. 枸橼酸西地那非(万艾可)加强有机硝酸盐的降压作用。

6. 与乙酰胆碱、组胺及拟交感胺类药合用时,疗效可能减弱。

头孢氨苄片

【药品名称】头孢氨苄片(Cefalexin Tablets)

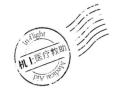

【适应证】

适用于敏感菌所致的急性扁桃体炎、咽峡炎、中耳炎、鼻窦炎、支气管炎、肺炎等呼吸道感染、尿路感染及皮肤软组织感染等。本品为口服制剂，不宜用于重症感染。

【用法和用量】

成人剂量：口服，一般一次 250~500mg，一日 4 次，高剂量一日 4g。肾功能减退的患者，应根据肾功能减退的程度，减量用药。单纯性膀胱炎、皮肤软组织感染及链球菌咽峡炎患者，每 12 小时 500mg。

儿童剂量：口服，每日按体重 25~50mg/kg，一日 4 次。皮肤软组织感染及链球菌咽峡炎患者，每 12 小时口服 12.5~50mg/kg。

【不良反应】

1. 恶心、呕吐、腹泻和腹部不适较为多见。

2. 皮疹、药物热等过敏反应，偶可发生过敏性休克。

3. 头晕、复视、耳鸣、抽搐等神经系统反应。

4. 应用本品期间偶可出现一过性肾损害。

5. 偶有患者出现血清氨基转移酶升高、Coombs 试验阳性。溶血性贫血罕见，中性粒细胞减少和假膜性结肠炎也有报告。

【禁忌证】

对头孢菌素过敏者及有青霉素过敏性休克或即刻反应史

者禁用。

【注意事项】

1. 在应用本品前须详细询问患者对头孢菌素类、青霉素类及其他药物过敏史,有青霉素类药物过敏性休克史者不可应用本品,其他患者应用本品时必须注意头孢菌素类与青霉素类存在交叉过敏反应的概率约有 5%~7%,需在严密观察下使用。一旦发生过敏反应,立即停用药物。如发生过敏性休克,须立即就地抢救,包括保持气道通畅、吸氧和肾上腺素、糖皮质激素的应用等措施。

2. 有胃肠道疾病史的患者,尤其有溃疡性结肠炎、局限性肠炎或抗菌药物相关性结肠炎(头孢菌素很少产生假膜性肠炎)者以及肾功能减退者应慎用本品。

【特殊人群用药】

妊娠与哺乳期注意事项:本品透过胎盘,故孕妇应慎用;本品亦可经乳汁排出, 虽至今尚无哺乳期妇女应用头孢菌素类发生问题的报告,但仍须权衡利弊后应用。

盐酸小檗碱片

【药品名称】盐酸小檗碱片(Berberine Hydrochloride Tablets)

【适应证】

用于肠道感染如胃肠炎。

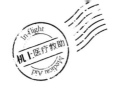

【用法和用量】

成人:口服,一次 4~12 片,一日 3 次。

儿童:口服,用量见下表:

年龄	体重(kg)	用量(片)
1~3	10~15	2~4
4~6	16~21	4
7~9	22~27	4~6
10~12	28~32	6~8

【不良反应】

口服不良反应较少,偶有恶心呕吐皮疹和药热,停药后消失。

【禁忌证】

溶血性贫血患者及葡萄糖-6-磷酸脱氢酶缺乏患者禁用。

【注意事项】

1. 妊娠期头 3 个月慎用。

2. 如服用过量或出现严重不良反应,应立即就医。

3. 对本品过敏者禁用,过敏体质者禁用。

4. 本品性状发生改变时禁止使用。

5. 请将本品放在儿童不能接触的地方。

6. 儿童必须在成人监护下使用。

7. 如正在使用其他药品,使用本品前请咨询医师或药师。

马来酸氯苯那敏片

【药品名称】马来酸氯苯那敏片

【适应证】

马来酸氯苯那敏可治疗过敏性鼻炎：对过敏性鼻炎和上呼吸道感染引起的鼻充血有效，可用于感冒或鼻窦炎；皮肤黏膜的过敏：对荨麻疹、花粉症、血管运动性鼻炎均有效，并能缓解虫咬所致皮肤瘙痒和水肿。

【用法和用量】

口服，成人每次 1 片，一日 1~3 次；儿童剂量请向医师或药师咨询。

【不良反应】

主要不良反应为嗜睡、口渴、多尿、咽喉痛、困倦、虚弱感、心悸、皮肤瘀斑、出血倾向。

【禁忌证】

尚不明确。

【注意事项】

1. 对本品过敏者禁用。

2. 老年人较敏感应适当减量。

3. 新生儿、孕妇、哺乳期妇女、膀胱颈梗阻、幽门十二指肠梗阻、甲状腺功能亢进、高血压和前列腺肥大者慎用。

4. 高空作业者，车辆驾驶人员，机械操作人员工作时间禁用。

5. 当药品性状发生改变时禁止服用。

6. 如服用过量，或出现严重不良反应，请立即就医。

7. 儿童必须在成人监护下使用。

8. 请将此药品放在儿童不能接触的地方。

【特殊人群用药】

儿童剂量请向医师或药师咨询。

艾司唑仑片

【药品名称】艾司唑仑片

【适应证】

　主要用于抗焦虑、失眠；也用于紧张、恐惧及抗癫痫和抗惊厥。

【用法和用量】

　成人用量：镇静：一次 1~2mg(1~2 片)，一日 3 次；催眠：1~2mg(1~2 片)，睡前服；抗癫痫、抗惊厥：一次 2~4mg(2~4 片)，一日 3 次。

【不良反应】

　1. 首次服用本品初期可能出现过敏性休克(严重过敏反应)和血管性水肿(严重面部水肿)。服用本品可能引起睡眠综合征行为，包括驾车梦游、梦游做饭和吃东西等潜在危险行为。

　2. 口干、嗜睡、头昏、乏力等，大剂量可有共济失调、震颤。

3．罕见的有皮疹、白细胞减少。

4．个别患者发生兴奋、多语、睡眠障碍,甚至幻觉。停药后,上述症状很快消失。

5．有依赖性,但较轻,长期应用后,停药可能发生撤药症状,表现为激动或抑郁。

【禁忌证】

1．中枢神经系统处于抑制状态的急性酒精中毒者。

2．肝肾功能损害者。

3．重症肌无力者。

4．急性或易于发生闭角型青光眼发作者。

5．严重慢性阻塞性肺部病变者。

【注意事项】

1．用药期间不宜饮酒。

2．对其他苯二氮䓬药物过敏者,可能对本药过敏。

3．肝肾功能损害者能延长本药消除半衰期。

4．癫痫患者突然停药可导致发作。

5．严重的精神抑郁可使病情加重,甚至产生自杀倾向,应采取预防措施。

6．避免长期大量使用而成瘾,如长期使用应逐渐减量,不宜骤停。

7．出现呼吸抑制或低血压常提示超量。

8．对本类药耐受量小的患者初用量宜小,逐渐增加

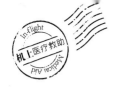

剂量。

9. 严禁用于食品、饲料加工、养殖。

【特殊人群用药】

1. 18岁以下儿童,用量尚未确定。

2. 老年人对本药较敏感,抗焦虑时开始用小剂量。注意调整剂量。

盐酸萘甲唑啉滴鼻液

【药品名称】盐酸萘甲唑啉滴鼻液 [鼻眼净(淡),鼻眼净(浓)]

【适应证】

本品用于过敏性及炎症性鼻充血、急慢性鼻炎。

【用法和用量】

滴鼻。专用于成人,每鼻孔一次2~3滴。

【不良反应】

1. 滴药过频易致反跳性鼻充血,久用可致药物性鼻炎。

2. 少数人有轻微烧灼感、针刺感、鼻黏膜干燥,以及头痛、头晕、心率加快等反应。

3. 罕见过敏反应

【禁忌证】

萎缩性鼻炎及鼻腔干燥者禁用。

【注意事项】

1．严格按推荐用量使用,用药间隔不少于 4~6 小时,连续使用不得超过 7 天;如需继续使用,应咨询医师。

2．本品仅供滴鼻,切忌口服。

3．孕妇、高血压、冠心病及甲状腺功能亢进患者慎用。

4．使用后应拧紧瓶盖,防止污染。

5．对本品过敏者禁用,过敏体质者慎用。

6．本品性状发生改变时禁止使用。

7．请将本品放在儿童不能接触的地方。

8．如正在使用其他药品,使用本品前请咨询医师或药师。

诺氟沙星滴眼液

【药品名称】诺氟沙星滴眼液

【性状】

本品为无色至淡黄澄明液体。

【适应证】

用于敏感致病菌引起的眼部感染,如结膜炎、角膜炎、沙眼、泪囊炎及眼睑炎。

【用法和用量】

滴入眼睑内,一次 1~2 滴,一日 3~6 次。

【不良反应】

为一过性局部刺激,如刺痛、痒、异物感等。

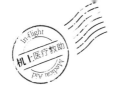

【禁忌证】

萎缩性鼻炎及鼻腔干燥者禁用。

【注意事项】

严重肾功能不全患者慎用。

【特殊人群用药】

1. 儿童注意事项：一般不用于婴幼儿。

2. 孕妇及哺乳期妇女注意事项：孕妇不宜应用，如确有指征应用，且利大于弊时方可使用。哺乳期妇女应用时应停止授乳。

【药物相互作用】

尚不明确。

阿司匹林肠溶片

【药品名称】阿司匹林肠溶片（乙酰水杨酸肠溶片）

【性状】

片剂。

【适应证】

心肌梗死，急性心肌梗死，不稳定型心绞痛。

【用法和用量】

口服。肠溶片应饭前用适量水送服。

1. 降低急性心肌梗死疑似患者的发病风险　建议首次剂量300mg，嚼碎后服用以快速吸收。以后每天100~200mg。

2. 预防心肌梗死复发　每天 100~300mg。

3. 脑卒中(中风)的二级预防　每天 100~300mg。

4. 降低短暂性脑缺血发作 TIA 及其继发脑卒中的风险　每天 100~300mg。

5. 降低稳定型和不稳定型心绞痛患者的发病风险　每天 100~300mg。

6. 动脉外科手术或介入手术后,如经皮冠脉腔内成形术 PTCA,冠状动脉旁路术 CABG,颈动脉内膜剥离术,动静脉分流术,每天 100~300mg。

7. 预防大手术后深静脉血栓和肺栓塞　每天 100~200mg。

8. 降低心血管危险因素者、冠心病家族史、糖尿病、血脂异常、高血压、肥胖、抽烟史、年龄大于 50 岁者心肌梗死发作的风险,每天 100mg。

【不良反应】

1. 上、下胃肠道不适,如消化不良、胃肠道和腹部疼痛。罕见的胃肠道炎症、胃十二指肠溃疡;非常罕见的可能出现胃肠道出血和穿孔,伴有实验室异常和临床症状。

2. 由于阿司匹林对血小板的抑制作用,阿司匹林可能增加出血的风险。已观察到的出血包括手术期间出血、血肿、鼻出血,泌尿生殖系统出血,牙龈出血。也有罕见至极罕见出血的报道,如胃肠道出血、脑出血。血压控制不良的高血压患者与抗凝血药合用,可能威胁生命。急性或慢性出血后可能导

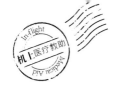

致贫血,缺铁性贫血如隐性的胃出血,伴有实验室异常和临床症状,如虚弱、苍白、低血压。

3. 过敏反应伴有相应实验室异常和临床症状,包括哮喘症状、轻度至中度的皮肤反应。

4. 呼吸道、胃肠道和心血管系统,包括皮疹、荨麻疹、水肿、瘙痒症、心血管 - 呼吸系统不适,极罕见的严重反应包括过敏性休克。

5. 极罕见的一过性肝损害伴肝转氨酶升高。

6. 药物过量时曾报道头晕和耳鸣。

【禁忌证】

下列情况禁用阿司匹林肠溶片:

1. 对阿司匹林或其他水杨酸盐,或药品的任何其他成分过敏。

2. 水杨酸盐或含水杨酸物质、非甾体抗炎药导致哮喘既往史。

3. 活动性消化性溃疡。

4. 出血体质。

5. 严重的肾功能衰竭。

6. 严重的肝功能衰竭。

7. 严重的心功能衰竭。

8. 与甲氨蝶呤(剂量为每周 15mg 或更多)合用。

9. 妊娠的最后 3 个月。

【注意事项】

下列情况时使用阿司匹林应谨慎：

1. 对止痛药、抗炎药、抗风湿药过敏，或存在其他过敏反应。

2. 胃十二指肠溃疡史，包括慢性溃疡、复发性溃疡、胃肠道出血史。

3. 与抗凝药合用见药物相互作用。

4. 肾功能损害。

5. 肝功能损害。

6. 布洛芬可能干扰阿司匹林肠溶片的作用。如患者合用阿司匹林和布洛芬，应咨询医生。

7. 阿司匹林可能导致支气管痉挛并引起哮喘发作或其他过敏反应。危险因素包括支气管哮喘、花粉症、鼻息肉或慢性呼吸道感染。这也适用于对其他物质有过敏反应的患者，如皮肤反应、瘙痒、风疹。

8. 由于阿司匹林对血小板聚集的抑制作用可持续数天，可能导致手术中或手术后增加出血。

9. 低剂量阿司匹林减少尿酸的消除，可诱发痛风。

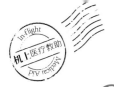

第 ② 节　机上医疗器材使用说明

卫生防疫包使用

1	穿戴个人防护用品	顺序为：口罩→护目镜→手套→围裙
2	配制2份消毒液，放置5~10分钟	1片消毒片+250ml清水=1：500~1：1000消毒液
3	覆盖污物	将消毒凝固剂均匀覆盖于污物3~5分钟，使其凝固化
4	清理污物	使用便携拾物铲将凝胶固化的污物铲入生物有害物专用垃圾袋中
5	消毒	用配好的消毒液对污物污染的物品和污染区域进行消毒，表面滞留5分钟，消毒2次，最后应用清洁水擦拭清洗2次，所有消毒用品使用完后放入垃圾袋中
6	去除个人防护物品	顺序为：手套→围裙→眼罩→口罩→消毒手及所有可能污染的地方
7	封存	将使用后的防护用品装入生物有害物专用垃圾袋，封闭。填写完整的"生物有害垃圾标签"

CAUTION!

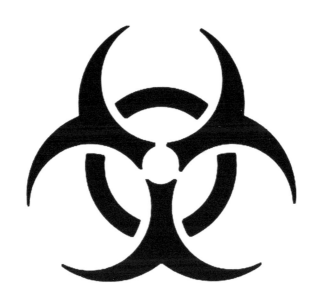

生化危险!

(可将此页撕下,用橙汁封口贴贴于所需物品上)

应急医疗药箱内容表

编号	中文名称	English name	数量
1	血压计	Sphygmomanometer	1
2	听诊器	Stethoscopes	1
3	电子体温计	Electronic thermometer	1
4	口咽通气道	Oropharyngeal airway	3
5	5ml 注射器	5ml Syringe	4
6	生理盐水 250ml	250ml Physiological saline	1
7	止血带	Tourniquet	1
8	脐带夹	Umbilical cord clip	1
9	口服硝酸甘油	Glycerin trinitrate	1
10	口服阿司匹林	Aspirin	1
11	针剂肾上腺素	Injection of epinephrine	2
12	针剂苯海拉明	Injection of diphenhydramine	2
13	消毒药片	Disinfectant tablet	1
14	酒精棉片	Alcohol cotton	4
15	棉签、手套、口罩、免责单、紧急事件报告单	Cotton swab、Gloves、Mask、Disclaimer card、emergency report card	

经机长同意,乘务员可拆开"**应急医疗药箱**"使用相关设备(后附图)。

第 4 章　机上医疗用品使用说明

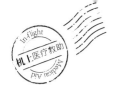

应急医疗药箱内容图

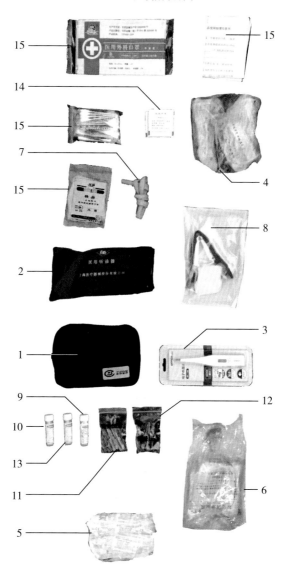

急救药箱内容表

编号	中文名称	English name	数量
1	绷带 5cm	Bandage 5cm	3
2	绷带 3cm	Bandage 3cm	5
3	敷料(纱布)	Dressing(gauze)	10
4	三角巾(曲别针)	Triangular scarf(clip)	5
5	胶布(1cm/2cm)	Tape(1cm/2cm)	各1
6	动脉止血带	Artery tourniquet	1
7	外用烫伤膏	Topical scald ointment	1
8	手臂夹板	Arm splint	1
9	腿部夹板	Leg splint	1
10	剪刀	Scissors	1
11	医用橡胶手套	Medical rubber gloves	2
12	皮肤消毒剂/消毒棉	Skin disinfectants/disinfection cotton	4
13	电子体温计	Electronic thermometers	2
14	单向活瓣嘴对嘴复苏面罩	One-way valve mouth to mouth resuscitation mask	1
15	急救箱手册	First aid kit manual	1
16	机上应急事件报告单	In-flighting emergency report card	若干(后附图)

急救药箱内容图

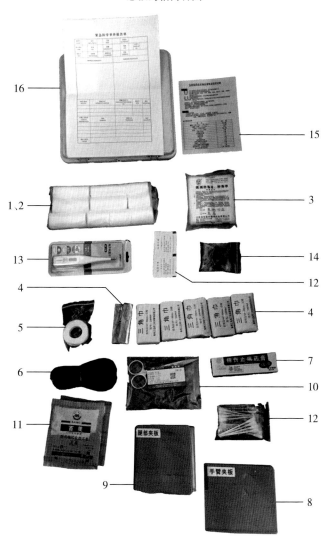

血压计使用方法

一、使用条件

血压是人体生命体征数据中重要的组成部分,当旅客突然出现头痛、头晕、意识不清、服用药物(如硝酸甘油)后引起不适或晕倒等情况时,血压都是不可或缺的监测数据。病情较重或变化较快时更应每隔一段时间测量一次。

二、所需物品

血压计、听诊器。

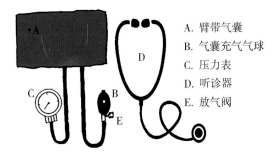

A. 臂带气囊
B. 气囊充气气球
C. 压力表
D. 听诊器
E. 放气阀

三、使用方法

1. 将气囊绑于患者右臂,略高于肘窝 2cm,大致与心脏高度一致。粘好粘扣,松紧度以可插入两个手指为宜。注意两根管子在细箭头所示位置。压力表后有夹子,将压力表夹在臂带气囊上,与患者心脏同高。

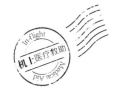

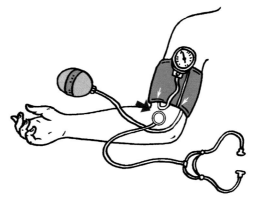

2. 顺时针拧紧 E 到底,捏气球为臂带气囊充气,随充气的进行,压力表示数也随之升高。

3. 询问患者平时血压,并捏气球加压至其平时压力 +40mmHg 的位置,如平时患者高压为 130mmHg,测量时应加压至压力表指针达到 170mmHg 为宜。

4. 停止加压后,将听诊器戴好,听头放在粗箭头所示位置。

5. 轻轻逆时针拧动 E,缓慢放气,同时观察压力表示数变化。

6. 当听诊器中传来心跳声(咚咚声)时,压力表指针当时所指数字为收缩压(高压),心跳声音突然减弱时,压力表示数为舒张压(低压)。

四、注意事项

1. 听诊器听头应用手扶着放在"粗箭头"所示位置,而不是塞入臂带气囊下。

2. 听诊器的压力表要与患者心脏部位高度大致相同。

3. 舒张压(低压)是听诊器中心跳声音突然减小时,压力表上显示的指数,而不是待心跳声消失时压力表显示的数字。

4. 机上噪音较大,心音不易听到,应让周围旅客保持安静,仔细听诊。

5. 最好在医生指导下使用,以便正确测量。

6. 避免听诊器听头与任何物品碰撞,以防听到碰撞时发出的杂音。

7. 详见"**应急医疗药箱**"内的说明书。

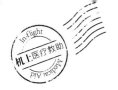

主要参考资料

1. John R.Campbell,PhD.,D.Sc.(Hon.). International Trauma Life Support for Emergency Care Providers. Prentice Hall,2011
2. 万学红,卢雪峰.诊断学.第8版.北京:人民卫生出版社,2013
3. 吕刚.急诊医学.北京:人民卫生出版社,2010
4. 香港急救暨灾难医疗培训学会,北京急救中心编写组.心肺复苏与创伤救护:现场急救课程.北京:解放军出版社,2005
5.(英)圣约翰救护机构,(英)圣安德鲁斯急救协会,(英)英国红十字会.急救手册.北京:旅游教育出版社,2013
6. 中国国际航空股份有限公司客舱乘务员手册

06检